健康智多星 青少年健康科普系列丛书

U0259903

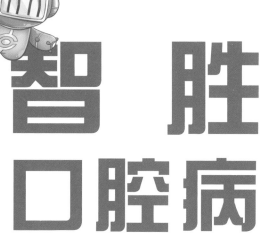

智 胜
口腔病

总主编　钱海红　曾　艺

主　编　刘月华

副主编　王　艳

编　委　王愉惠　张一然

復旦大學 出版社

序言

　　口腔健康与全身健康紧密联系，是生命健康的一扇"窗口"。青少年时期的口腔健康尤为重要，将为一生的健康生活打下良好基础。

　　口腔健康不仅受到先天发育的影响，还与诸多后天因素息息相关。拥有良好的饮食习惯和口腔行为习惯，定期口腔检查，都是口腔保健不可或缺的组成部分。那么，小朋友们如何才能拥有洁白整齐的牙齿、健康的口腔呢？如何才能远离令我们恐惧的牙痛？如何选择适合自己的牙齿矫正方法呢？相信在这本《智胜口腔病》的漫画书中，你能找到想要的答案。

　　本书是复旦大学科普团队原创出版的"健康智多星"科普漫画丛书之一，聚焦口腔健康这一主题，我也化身漫画中的主角，带领小智、萱萱、阿虎和机器宠物伊宝、小白、大嘴等，以"牙齿小镇"的奇幻探险为起点，共同探讨青少年口腔健康知识，包括口腔卫生、牙齿疼痛、牙龈出血、牙列不齐等影响青少年口腔健康的重要内容。全书通过贴近生活的场景描绘和富有想象力的漫画呈现，引导读者们自觉树立口腔保健意识，养成良好的个人习惯，筑牢口腔健康的坚实屏障。

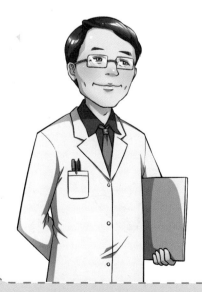

　　口腔健康需要从小抓起，从生活细节做起。让我们一起走进《智胜口腔病》，共同学习和掌握科学的口腔保健知识，享受健康生活，绽放自信笑容！

2023 年 7 月

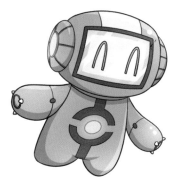

目录

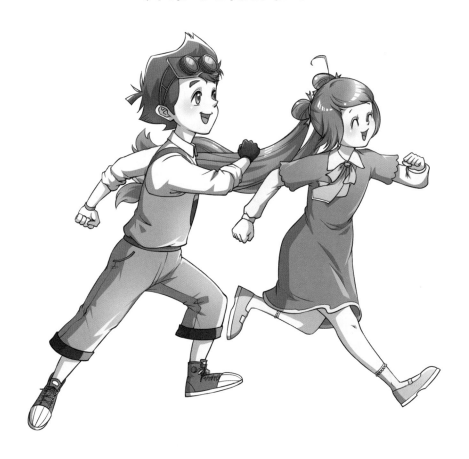

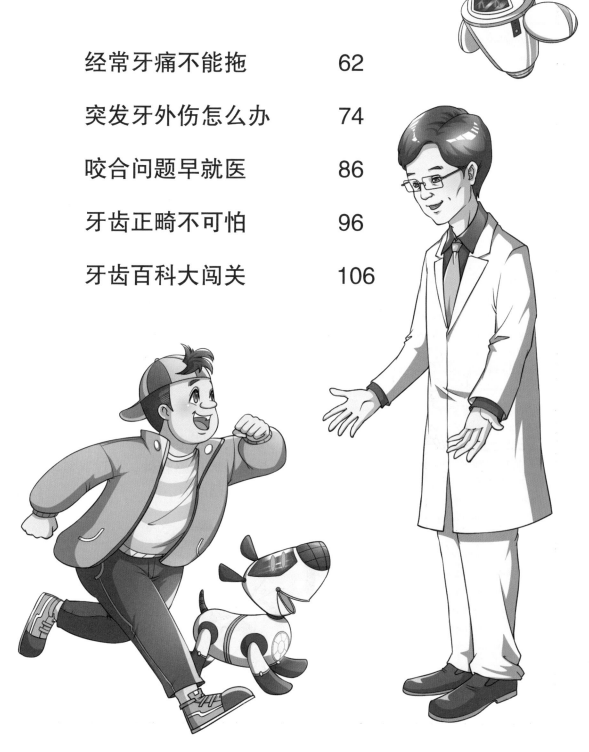

人 物 简 介

刘月华： 教授、主任医师、博士生导师，上海市口腔医院·复旦大学附属口腔医院·复旦大学口腔医学院院长。

小智： 男，13 岁，初中预备班学生，爱好科学，好学善思，喜欢实验研究和创造发明，是学校里小有名气的"小科学家"。小智的爸爸是人工智能领域的大学教授，妈妈是医生。

小白： 刘月华院长的机器萌宠，耐心细致，是小朋友们的护牙"小百科"。

大嘴： 阿虎的机器萌宠，反应慢半拍，方向感较差，不过非常勇敢，具有超能力。

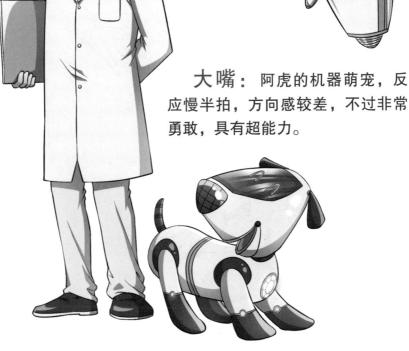

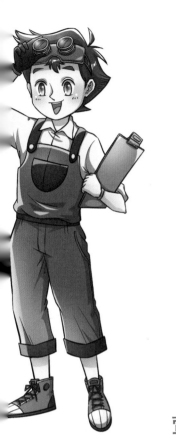

伊宝：小智在爸爸的实验室创造出的超智能机器萌宠，平时软萌可爱，拥有超强储存、时空穿梭、武器攻击和强力保护等各类魔法技能，喜欢唱歌。

萱萱：女，9岁，小学三年级学生，小智的妹妹，开朗可爱、充满童真，喜欢问十万个"为什么"。

阿虎：男，13岁，小智的同班同学，体胖爱吃，最喜欢的食物是冰激凌。虎头虎脑，反应慢半拍，正义感强，喜欢冒险。

走！一起探访牙齿小镇

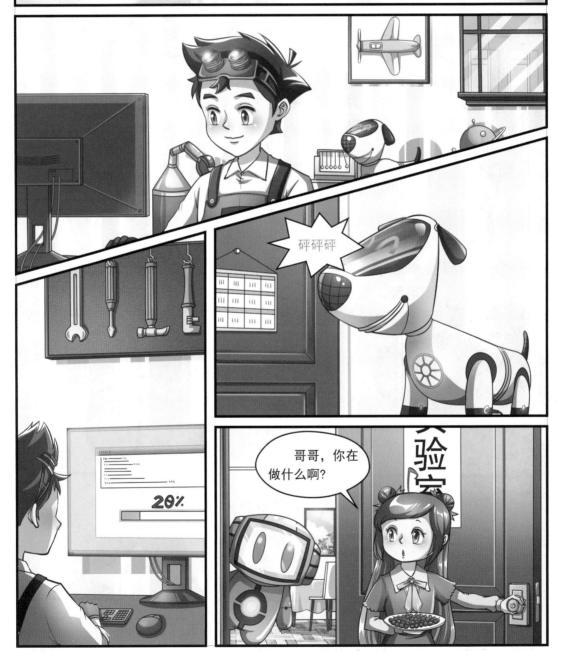

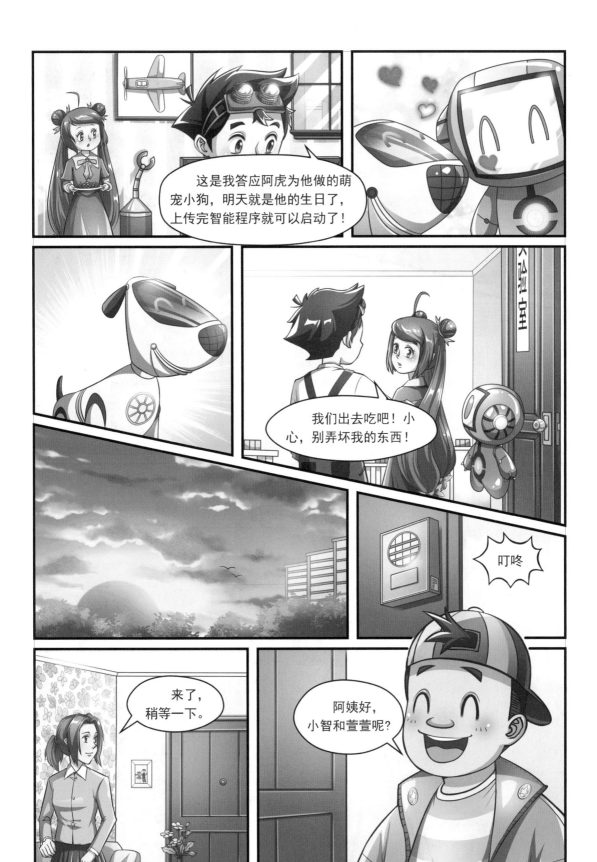

9

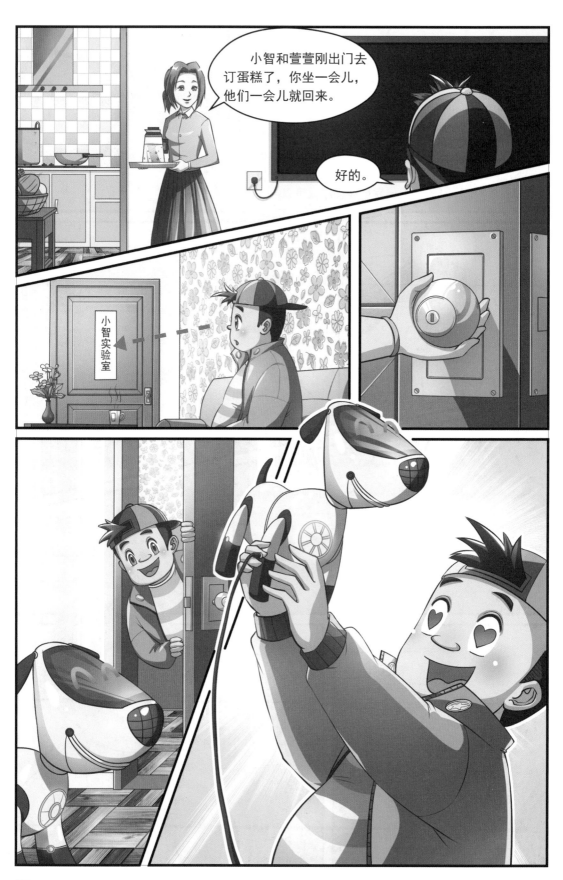

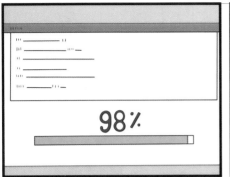

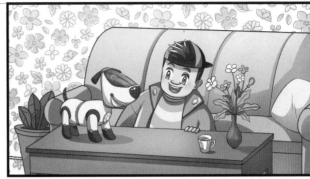

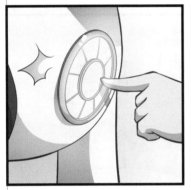

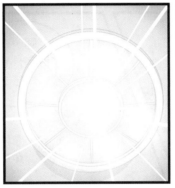

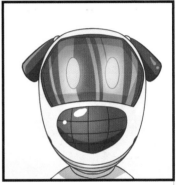

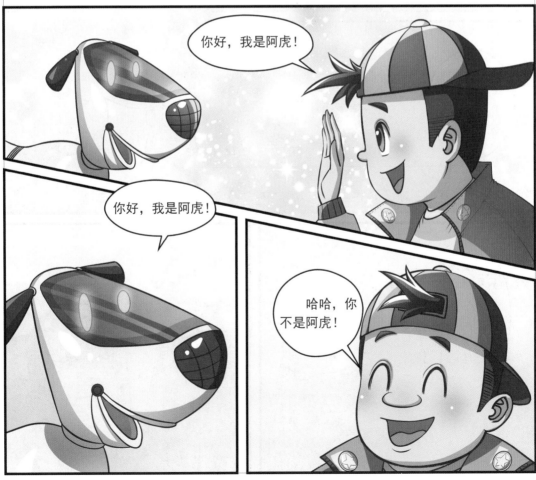

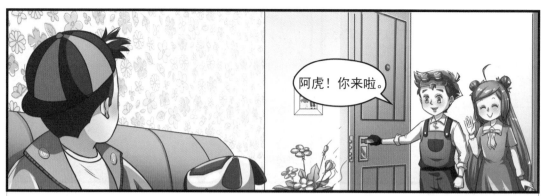

阿虎！你来啦。

阿虎，你怎么把它拿出来了？程序传完了吗？

嗯……好了好了，它已经启动了！

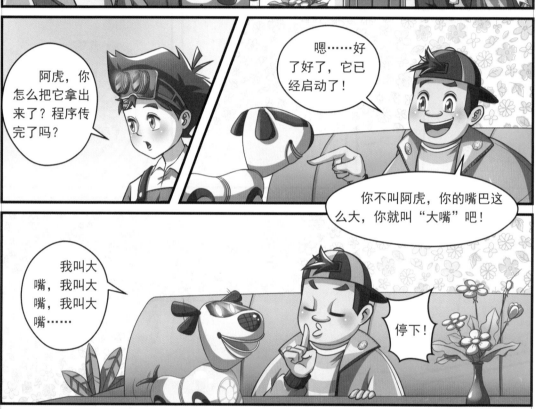

你不叫阿虎，你的嘴巴这么大，你就叫"大嘴"吧！

我叫大嘴，我叫大嘴，我叫大嘴……

停下！

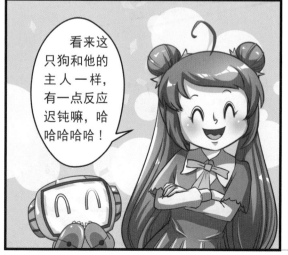

看来这只狗和他的主人一样，有一点反应迟钝嘛，哈哈哈哈哈！

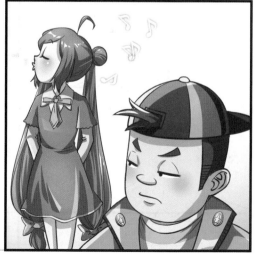

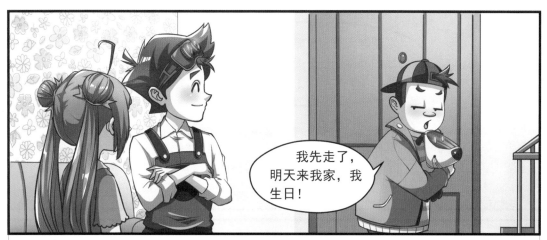

我先走了，明天来我家，我生日！

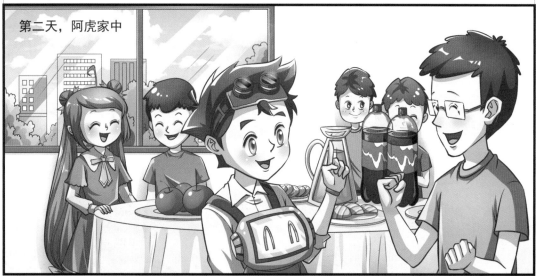

第二天，阿虎家中

咳咳……

今天，我要宣布一个重要的消息：我，阿虎，也有了属于自己的机器萌宠，它就是……

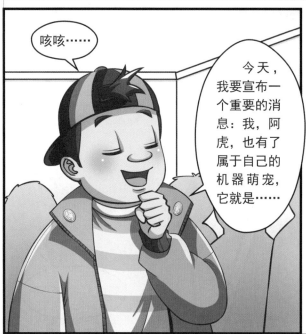

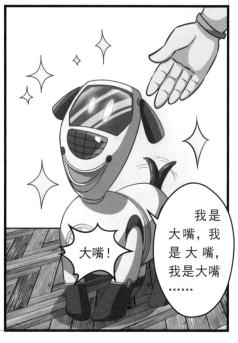

大嘴！

我是大嘴，我是大嘴，我是大嘴……

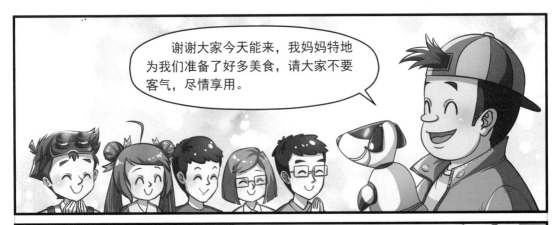

谢谢大家今天能来，我妈妈特地为我们准备了好多美食，请大家不要客气，尽情享用。

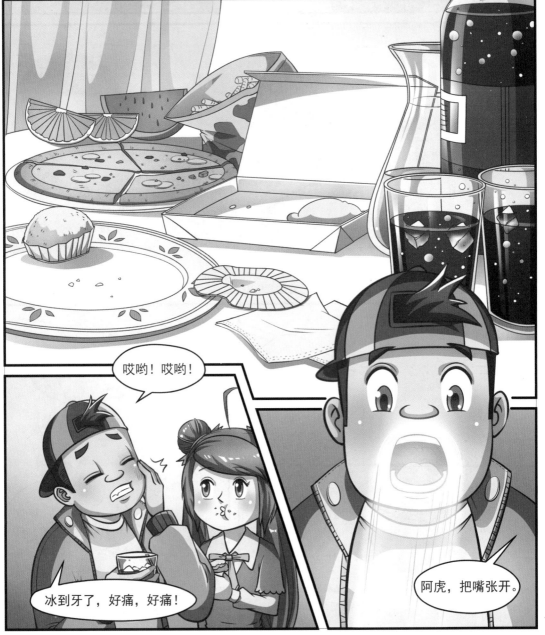

哎哟！哎哟！

冰到牙了，好痛，好痛！

阿虎，把嘴张开。

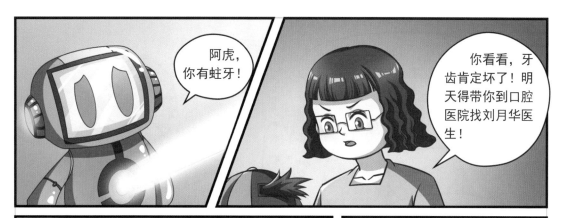

阿虎，你有蛀牙！

你看看，牙齿肯定坏了！明天得带你到口腔医院找刘月华医生！

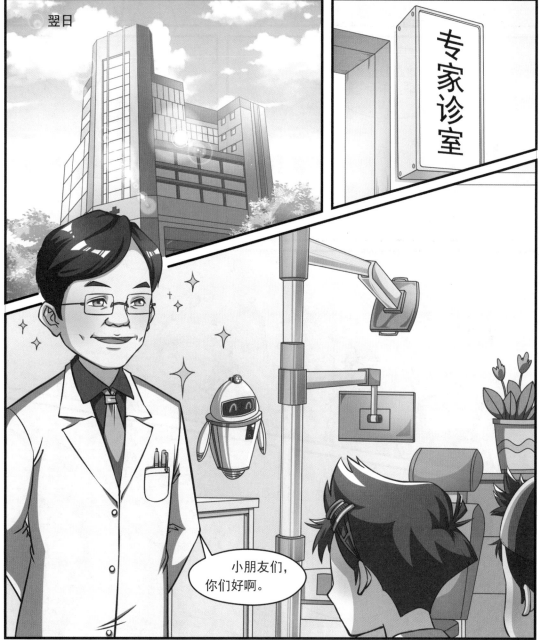

翌日

专家诊室

小朋友们，你们好啊。

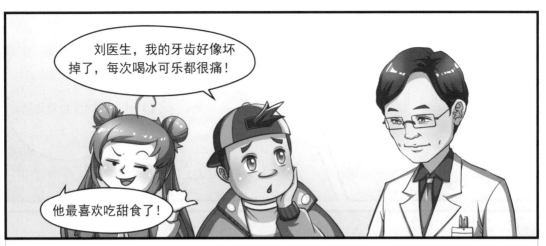

刘医生，我的牙齿好像坏掉了，每次喝冰可乐都很痛！

他最喜欢吃甜食了！

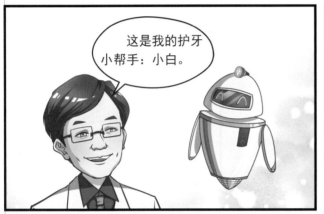

这是我的护牙小帮手：小白。

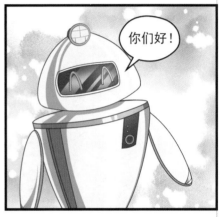

你们好！

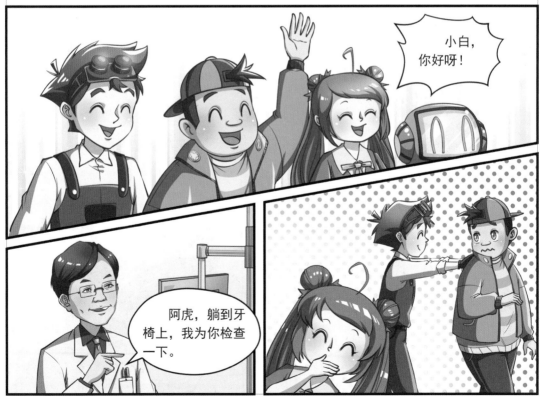

小白，你好呀！

阿虎，躺到牙椅上，我为你检查一下。

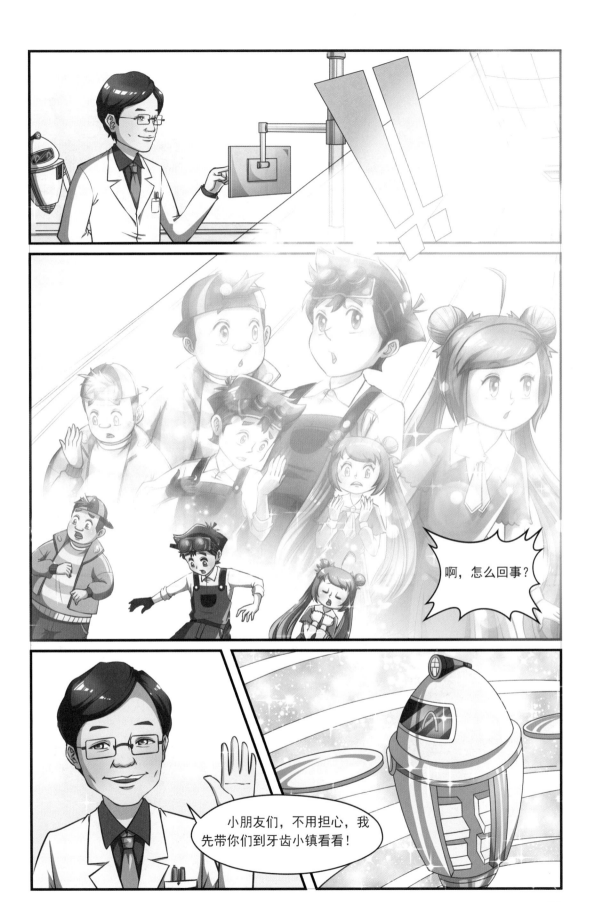

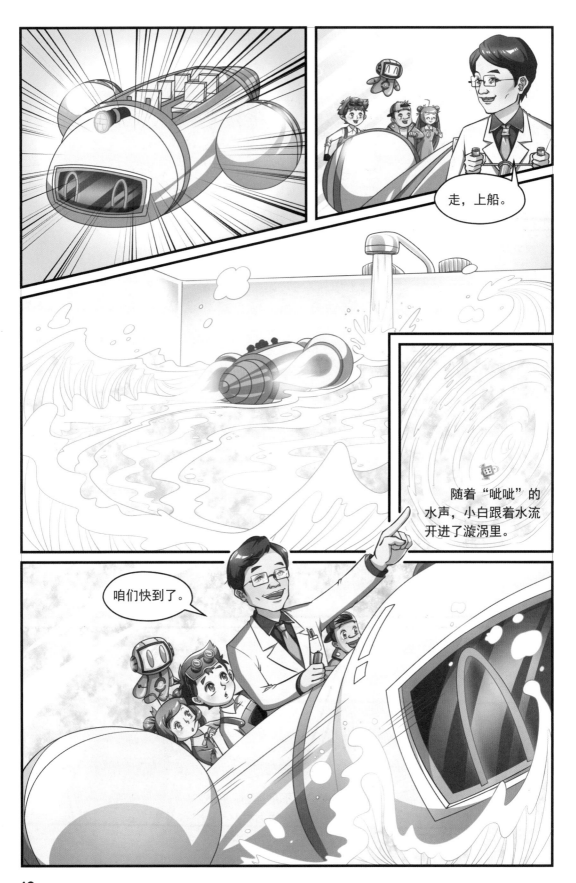

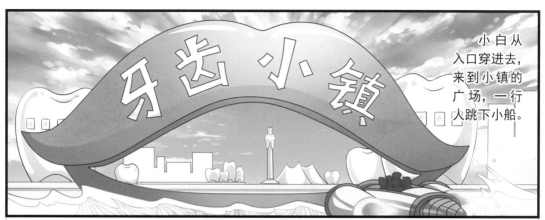

小白从入口穿进去，来到小镇的广场，一行人跳下小船。

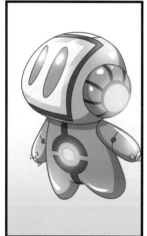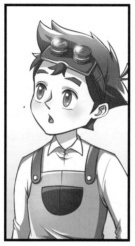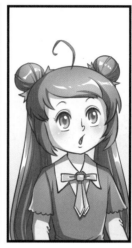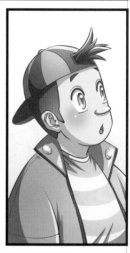

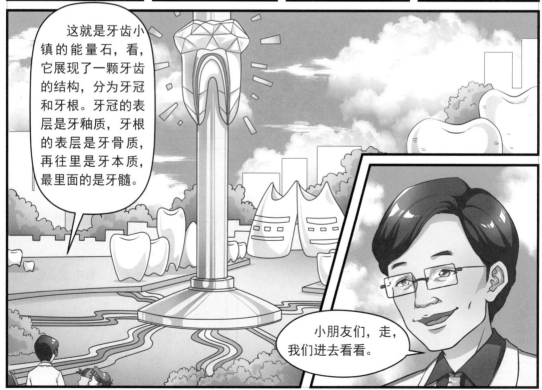

这就是牙齿小镇的能量石，看，它展现了一颗牙齿的结构，分为牙冠和牙根。牙冠的表层是牙釉质，牙根的表层是牙骨质，再往里是牙本质，最里面的是牙髓。

小朋友们，走，我们进去看看。

变身！牙齿·小·镇守护者

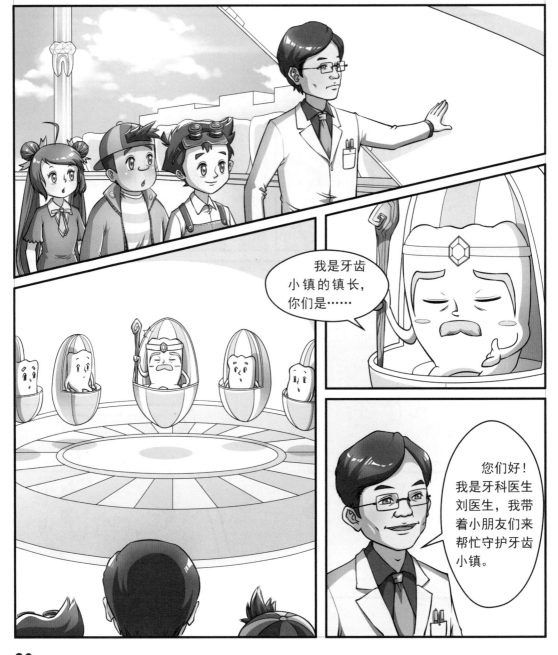

我是牙齿小镇的镇长，你们是……

您们好！我是牙科医生刘医生，我带着小朋友们来帮忙守护牙齿小镇。

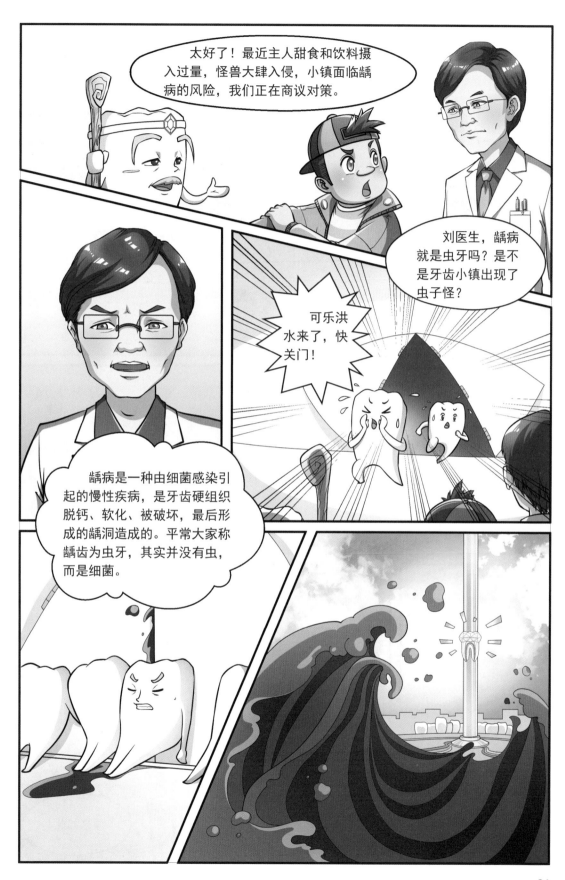

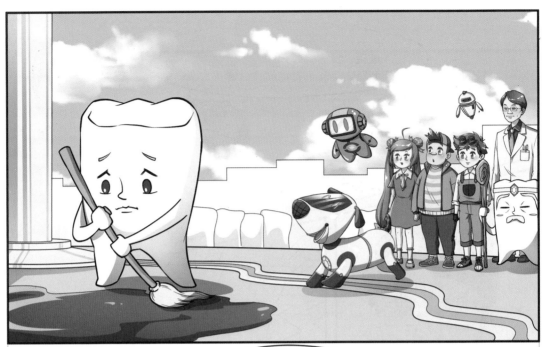

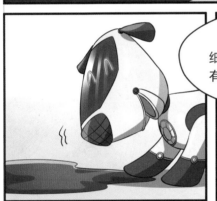

我们已经击退了好几轮细菌的攻击，但是现在已经有一些牙齿被菌斑占领！

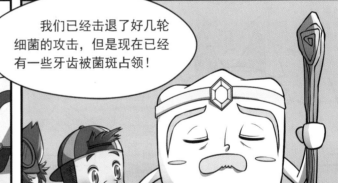

菌斑是不是就是细菌的老巢？

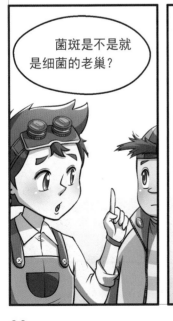

细菌非常狡猾，容易隐蔽到牙齿表面一些不容易清洁的窝沟，这些环境有利于细菌生长繁殖，这就形成了菌斑。菌斑可以分解食物中的一些分子，形成葡萄糖和果糖，这些糖再被细菌发酵，就能产生酸，腐蚀溶解牙齿的矿物质！

原来如此！

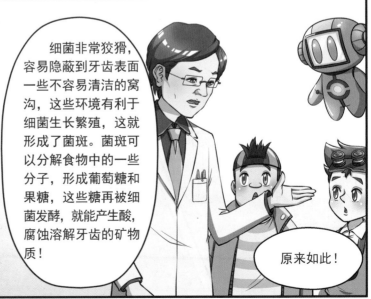

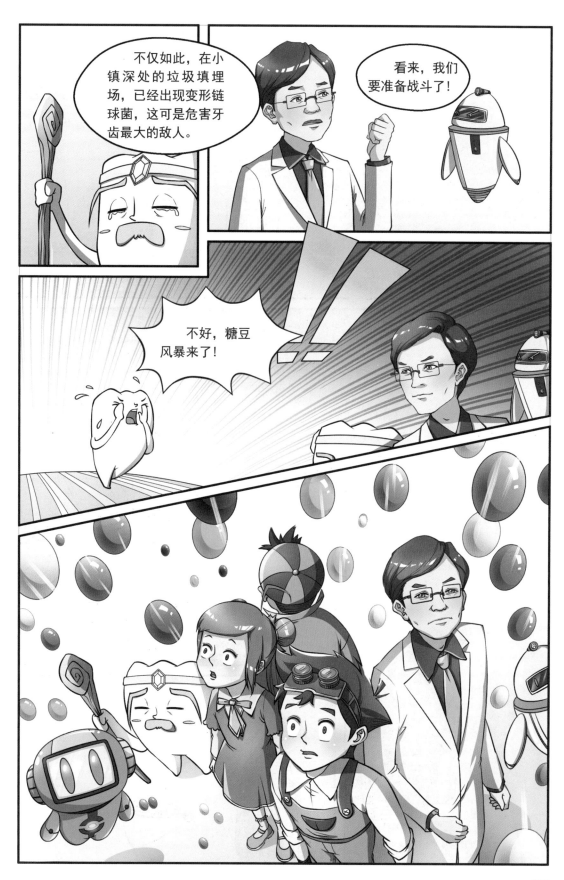

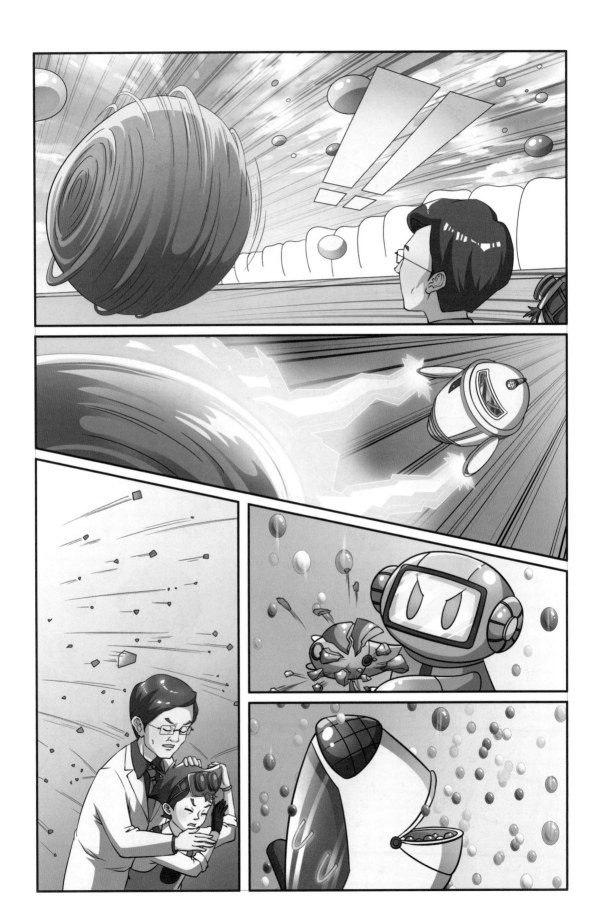

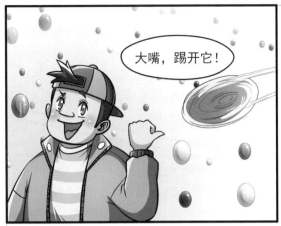

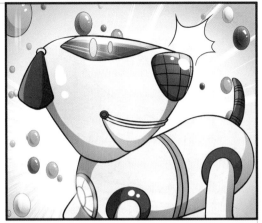

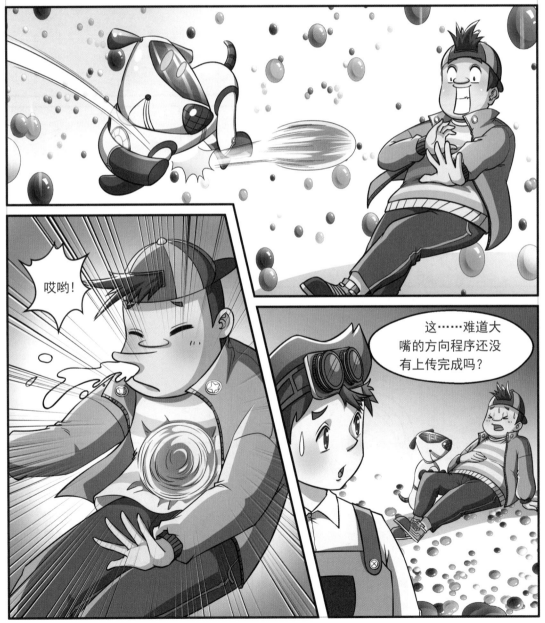

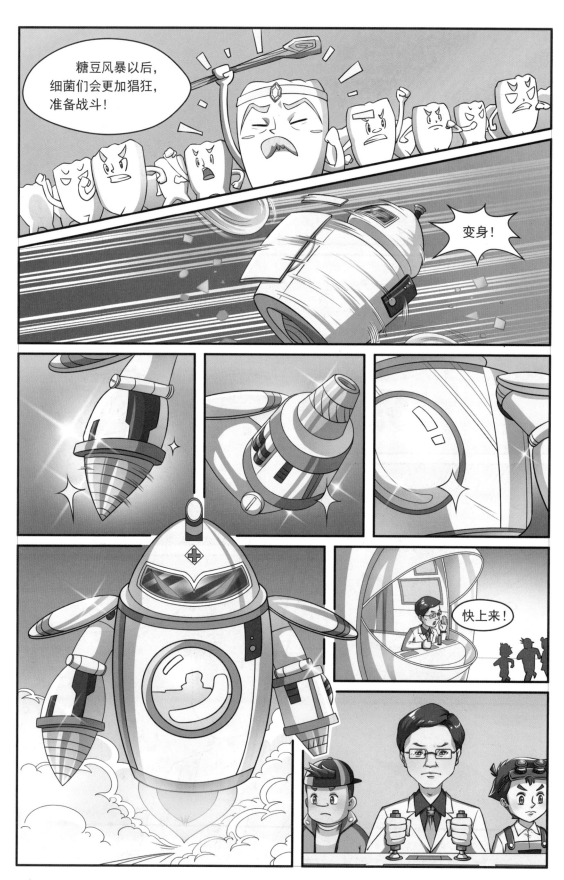

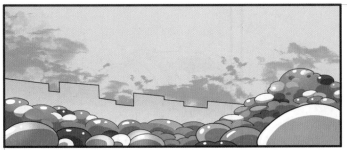
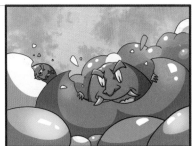
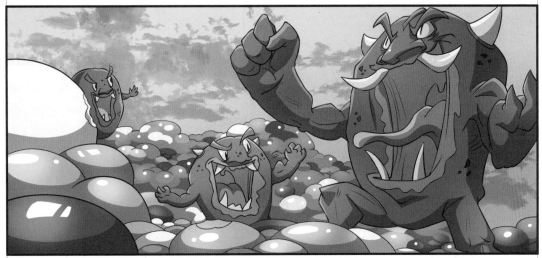
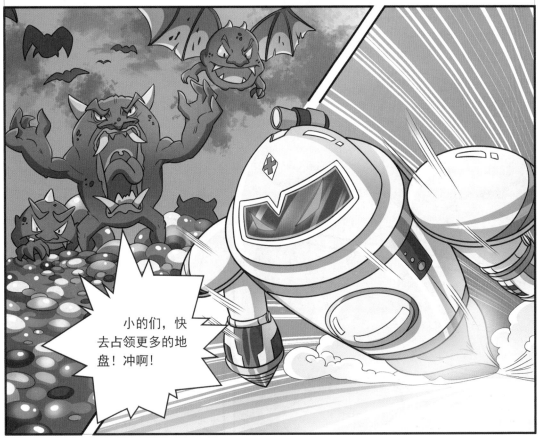

小的们，快去占领更多的地盘！冲啊！

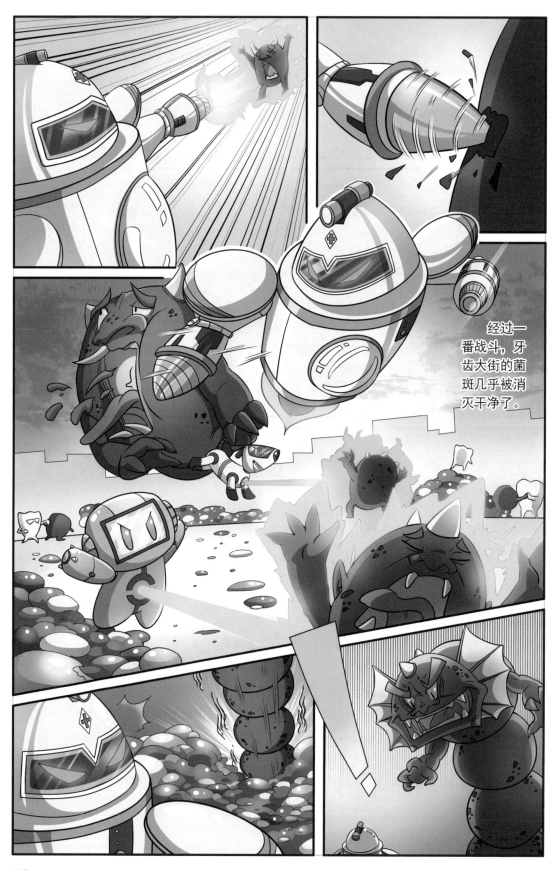

经过一番战斗，牙齿大街的菌斑几乎被消灭干净了。

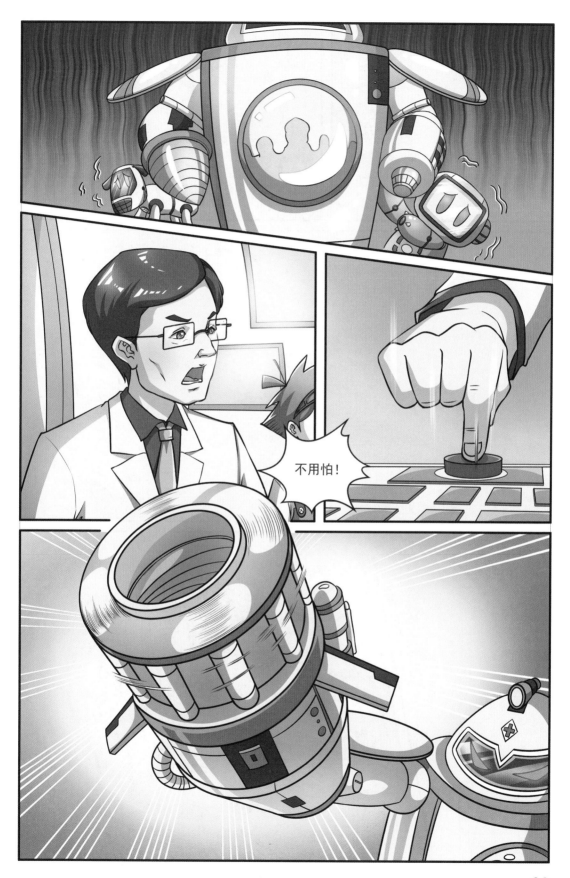

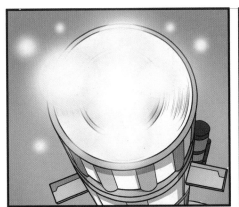

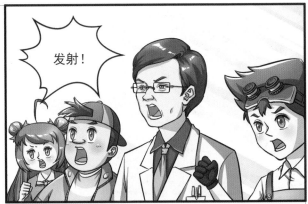

发射！

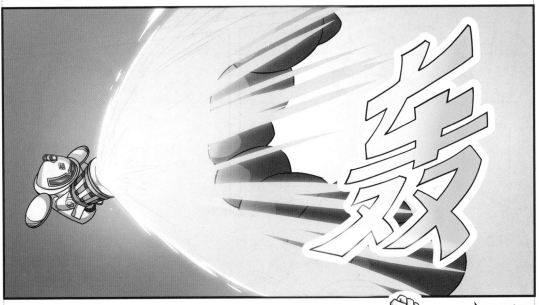

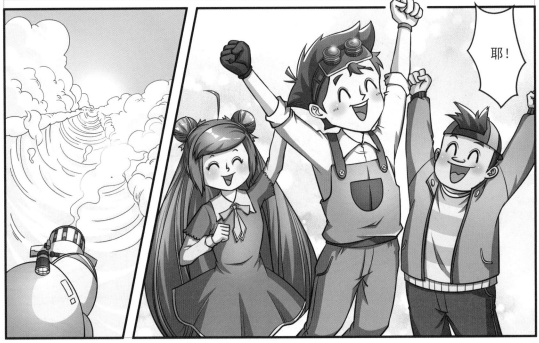

耶！

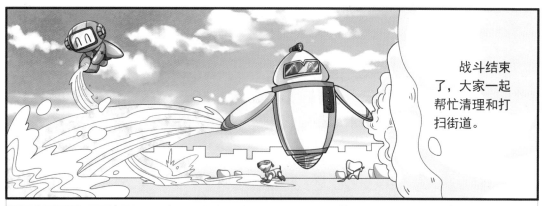

战斗结束了，大家一起帮忙清理和打扫街道。

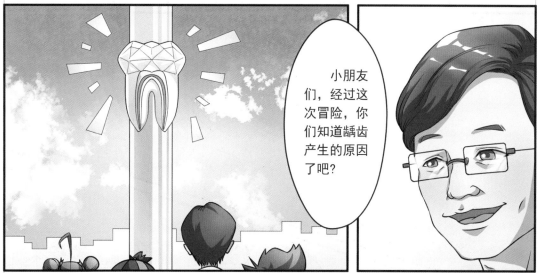

小朋友们，经过这次冒险，你们知道龋齿产生的原因了吧？

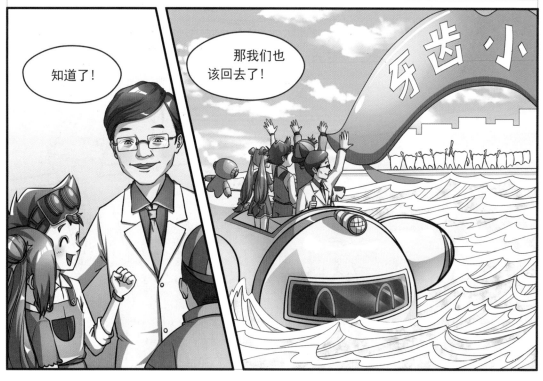

知道了！

那我们也该回去了！

防治龋齿很重要

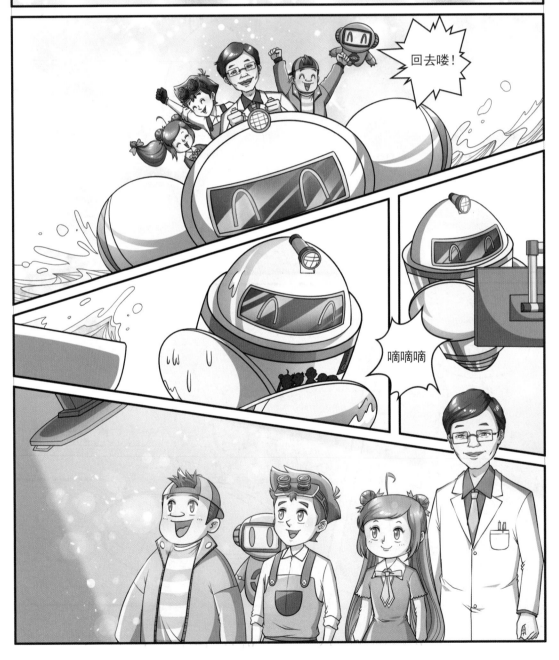

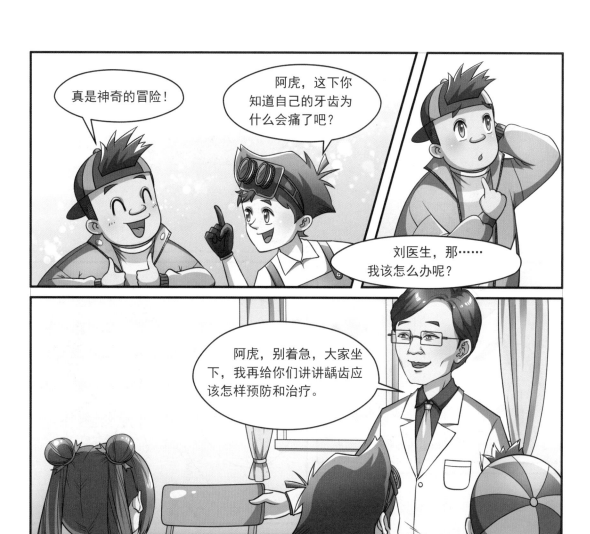

真是神奇的冒险！

阿虎，这下你知道自己的牙齿为什么会痛了吧？

刘医生，那……我该怎么办呢？

阿虎，别着急，大家坐下，我再给你们讲讲龋齿应该怎样预防和治疗。

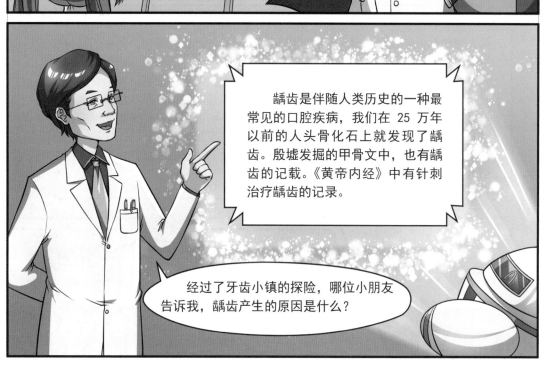

龋齿是伴随人类历史的一种最常见的口腔疾病，我们在 25 万年以前的人头骨化石上就发现了龋齿。殷墟发掘的甲骨文中，也有龋齿的记载。《黄帝内经》中有针刺治疗龋齿的记录。

经过了牙齿小镇的探险，哪位小朋友告诉我，龋齿产生的原因是什么？

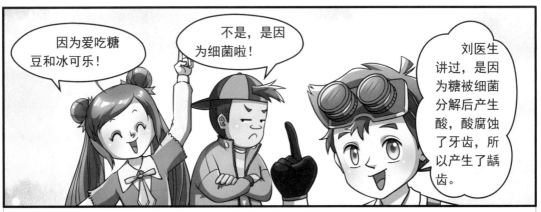

因为爱吃糖豆和冰可乐！

不是，是因为细菌啦！

刘医生讲过，是因为糖被细菌分解后产生酸，酸腐蚀了牙齿，所以产生了龋齿。

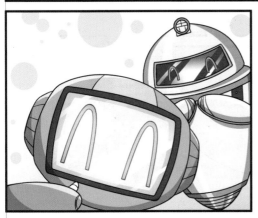

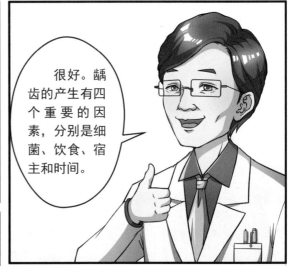

很好。龋齿的产生有四个重要的因素，分别是细菌、饮食、宿主和时间。

　　细菌：细菌是引起龋齿的罪魁祸首。龋齿致病菌分解碳水化合物以后产生酸，会破坏我们的牙齿硬组织。所以做好口腔清洁、去除菌斑，是预防龋齿的首要方法。

　　饮食：是细菌的主要能量来源，可为细菌提供营养。主要的致龋食物为黏性大、富含碳水化合物的食物，以蔗糖为代表。预防龋齿应限制糖类的摄入。

　　宿主：是指牙齿对龋齿的易感程度，涉及多方面因素，如牙齿的形态、结构、排列，唾液的流速、流量、成分以及全身状况等。

　　时间：龋齿发生的过程需要时间，所以需要养成良好的口腔保健习惯，在进食后应及时清洁牙齿，破坏龋齿形成的环境。

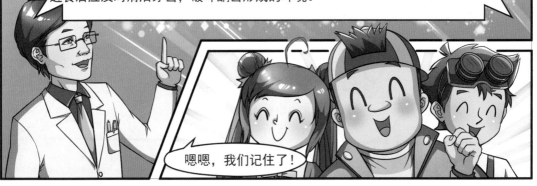

嗯嗯，我们记住了！

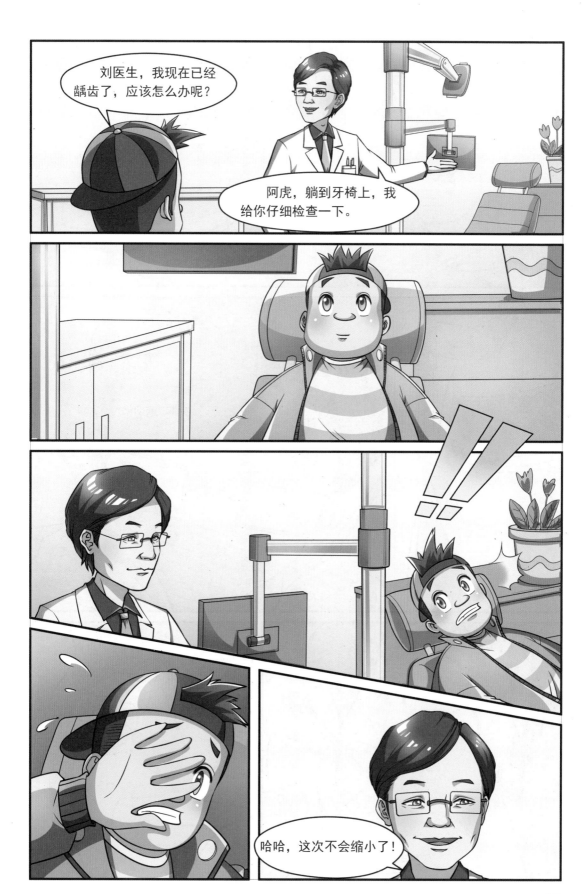

35

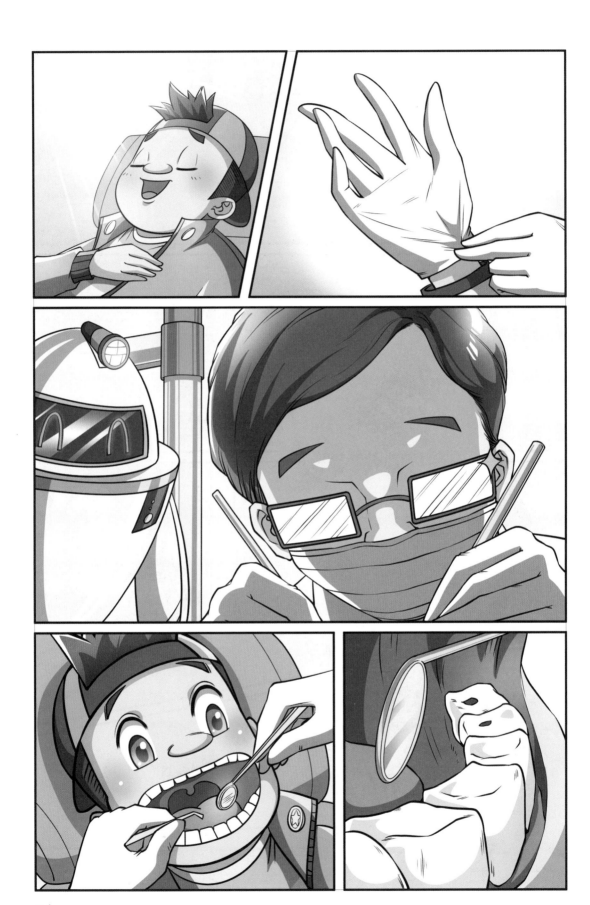

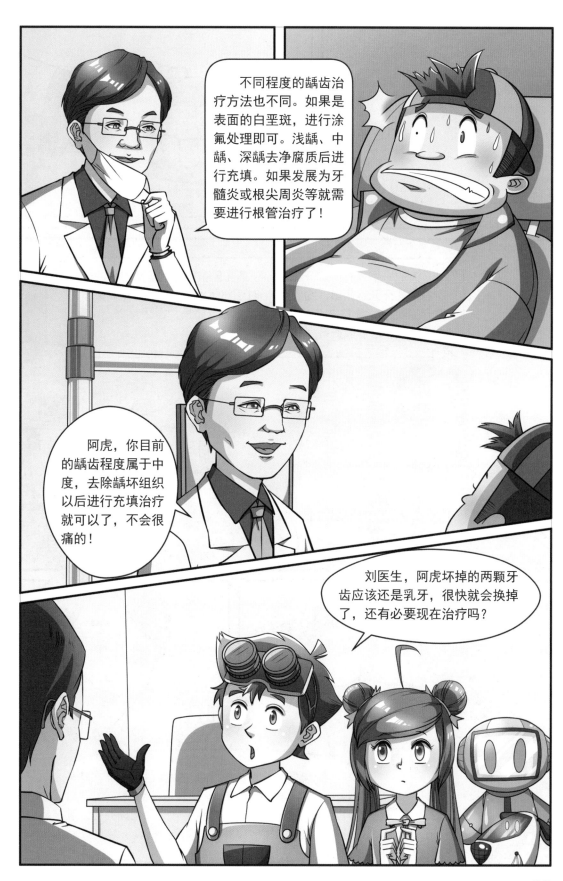

不同程度的龋齿治疗方法也不同。如果是表面的白垩斑，进行涂氟处理即可。浅龋、中龋、深龋去净腐质后进行充填。如果发展为牙髓炎或根尖周炎等就需要进行根管治疗了！

阿虎，你目前的龋齿程度属于中度，去除龋坏组织以后进行充填治疗就可以了，不会很痛的！

刘医生，阿虎坏掉的两颗牙齿应该还是乳牙，很快就会换掉了，还有必要现在治疗吗？

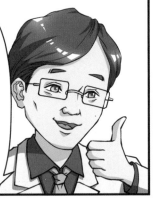

小智，你的问题很好！很多家长和小朋友都认为，乳牙迟早要换掉，所以不用治疗，但这种认识是错误的！

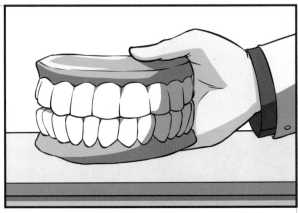

人的一生只有两副牙齿，分别是乳牙和恒牙。婴儿出生后半岁左右，乳牙开始萌出，约 2 岁半时全部萌出，一共 20 颗。6 岁左右开始换牙，到 12 岁左右乳牙全部被恒牙替换，恒牙有 28~32 颗，终身不换，所以要好好保护。

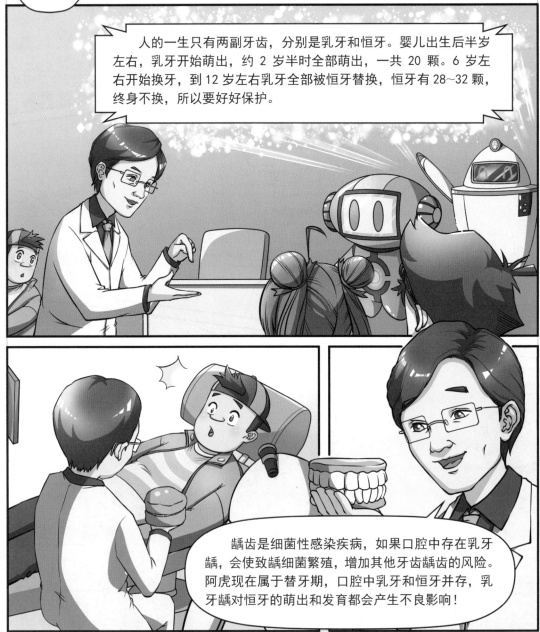

龋齿是细菌性感染疾病，如果口腔中存在乳牙龋，会使致龋细菌繁殖，增加其他牙齿龋齿的风险。阿虎现在属于替牙期，口腔中乳牙和恒牙并存，乳牙龋对恒牙的萌出和发育都会产生不良影响！

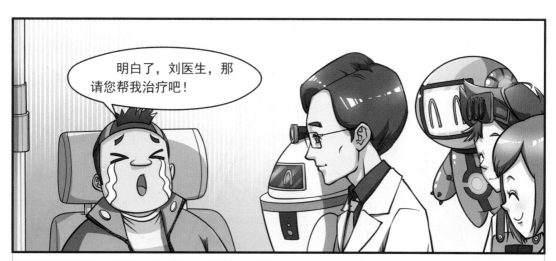

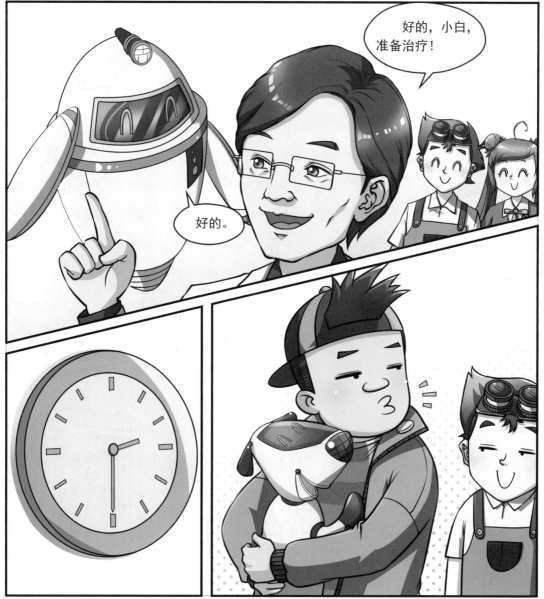

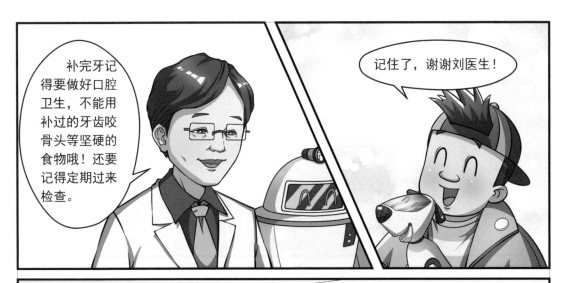

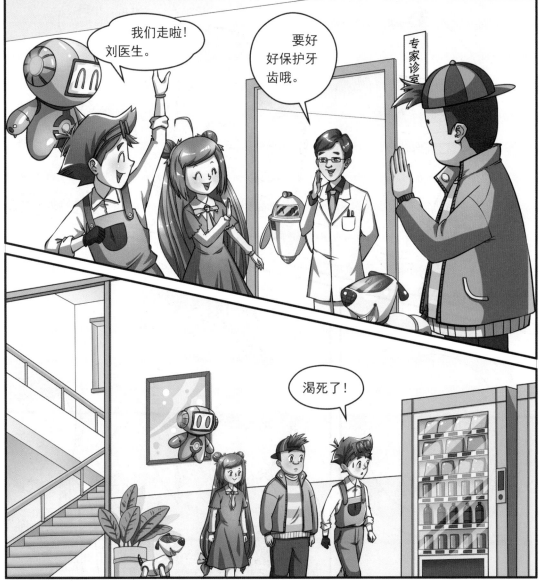

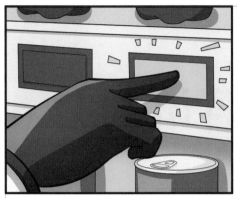
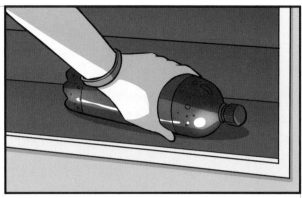

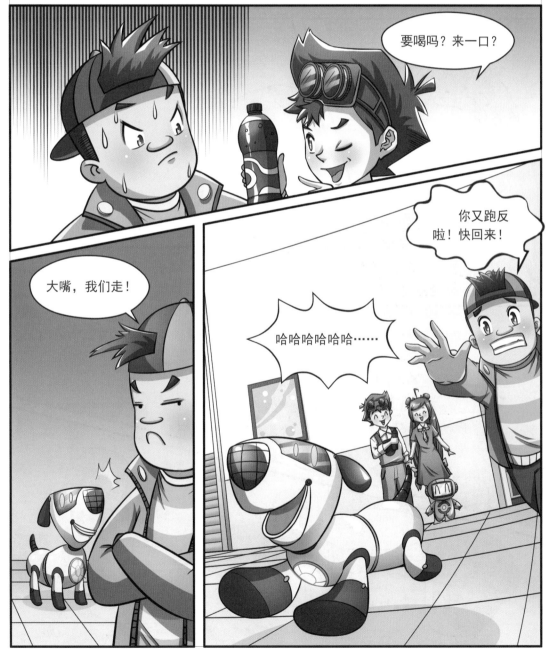

口腔卫生有讲究

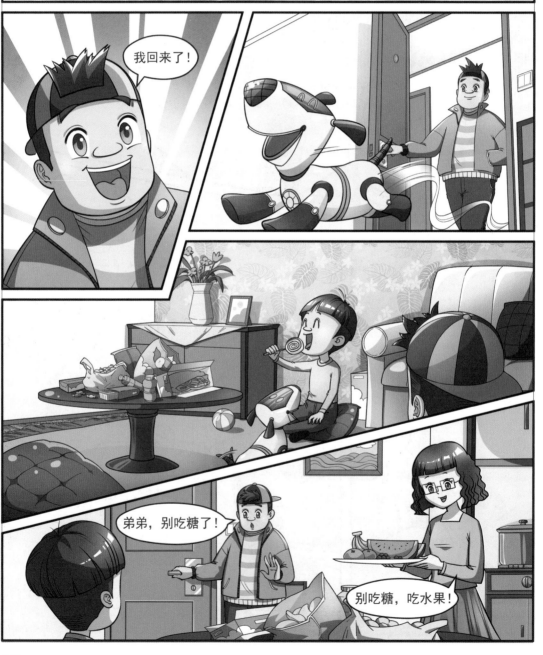

42

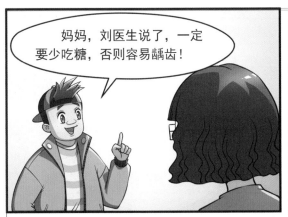
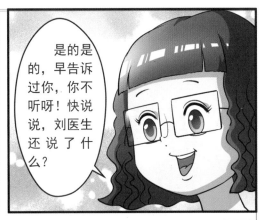
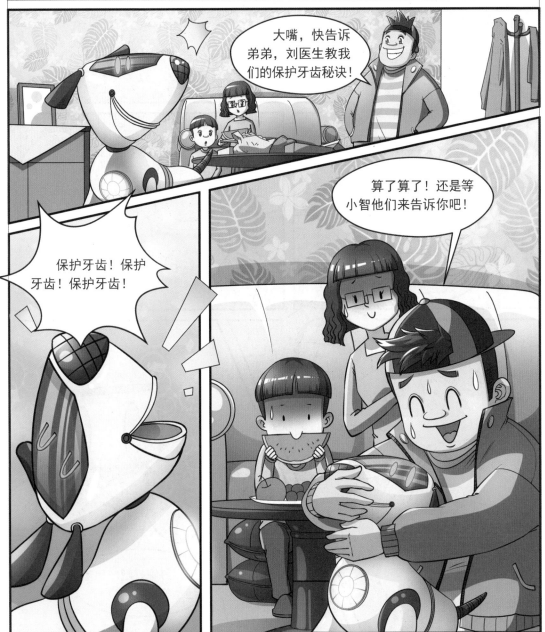

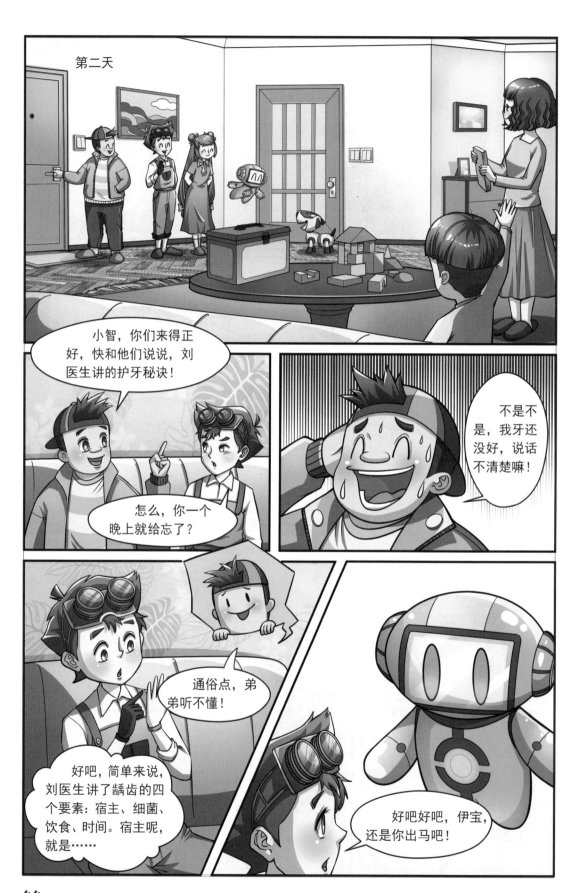

第二天

小智，你们来得正好，快和他们说说，刘医生讲的护牙秘诀！

不是不是，我牙还没好，说话不清楚嘛！

怎么，你一个晚上就给忘了？

通俗点，弟弟听不懂！

好吧，简单来说，刘医生讲了龋齿的四个要素：宿主、细菌、饮食、时间。宿主呢，就是……

好吧好吧，伊宝，还是你出马吧！

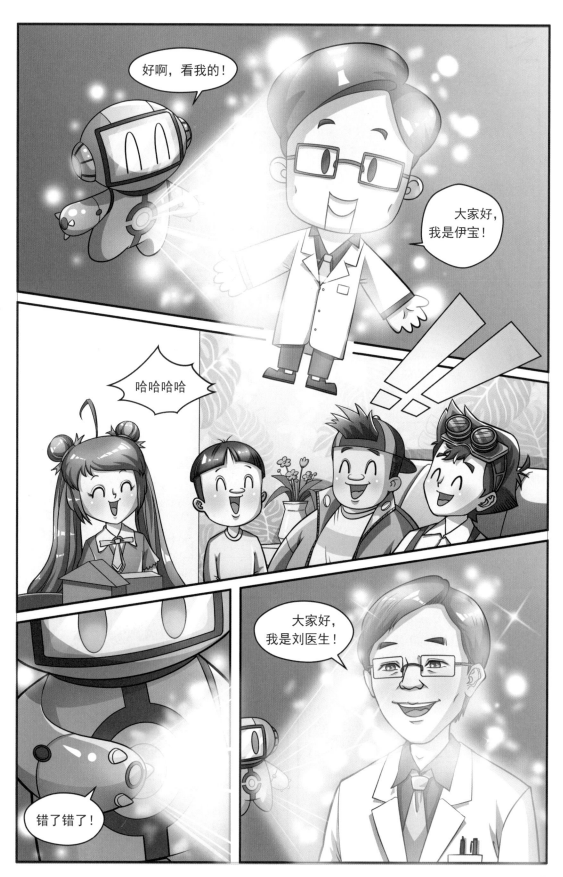

45

首先告诉大家预防龋齿、保护口腔健康的主要方法：

1. 家庭防护

① 合理饮食结构：减少蔗糖的摄入量，多吃富含纤维的食物，控制零食、糖类、饮料的摄入。

② 口腔卫生保健：形成良好的口腔卫生习惯，学会正确的刷牙方法，做到早晚刷牙、饭后漱口，可以辅助使用牙线和冲牙器。

2. 专业防护

① 窝沟封闭：磨牙咬合面窝沟是龋齿的好发部位，乳磨牙及恒磨牙在萌出后即可进行窝沟封闭，形成保护屏障，防止细菌进入窝沟，预防龋齿的发生。

② 氟化物防龋：氟化物是有效的专业防龋手段，在牙齿表面局部涂氟，可减少牙齿硬组织溶解、促进再矿化，并抑制细菌产酸。

最重要的是，一定要定期到专业机构进行口腔检查，一旦发现龋齿应及时治疗。

刷牙！

接下来大家告诉我，清洁牙齿最重要的办法是什么？

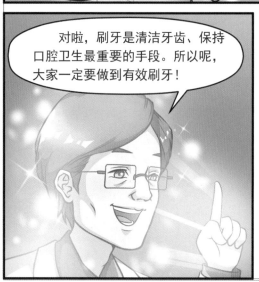

对啦，刷牙是清洁牙齿、保持口腔卫生最重要的手段。所以呢，大家一定要做到有效刷牙！

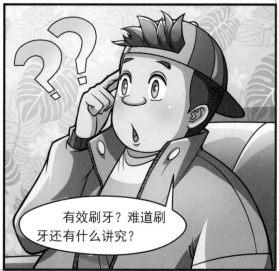

有效刷牙？难道刷牙还有什么讲究？

当然啦，有效刷牙的意思是将牙菌斑有效清除的同时，不对牙齿和牙龈造成伤害。
有效刷牙要做到：

① 正确的刷牙姿势：刷后牙颊舌面时，牙刷刷毛向牙根方向倾斜，与牙齿表面呈45 度夹角，刷毛放置于牙齿与牙龈的交界处，使一部分刷毛覆盖牙龈，短距离水平颤动牙刷 10 次，然后将牙刷向牙冠方向旋转，拂刷牙齿表面。注意刷前牙舌面时，牙刷竖直，上下拂刷。刷咬合面时，将刷毛置于咬合面上，前后来回水平拂刷。

② 力量适中：适当施压使刷毛呈圆弧状，并扇形散开覆盖牙齿表面。力量要适中轻柔，力量太小无法有效去除菌斑，力量太大易损伤牙齿硬组织。

③ 面面俱到：以 2~3 颗牙为一组，小范围移动，确保每次有重叠部分，并且每个牙面都不能遗漏。

④ 保证时间：刷牙时间每次应保证 3 分钟为宜，不能马虎。

⑤ 早晚刷牙：每天至少保证刷牙 2 次，吃完东西后也可视情况刷牙。

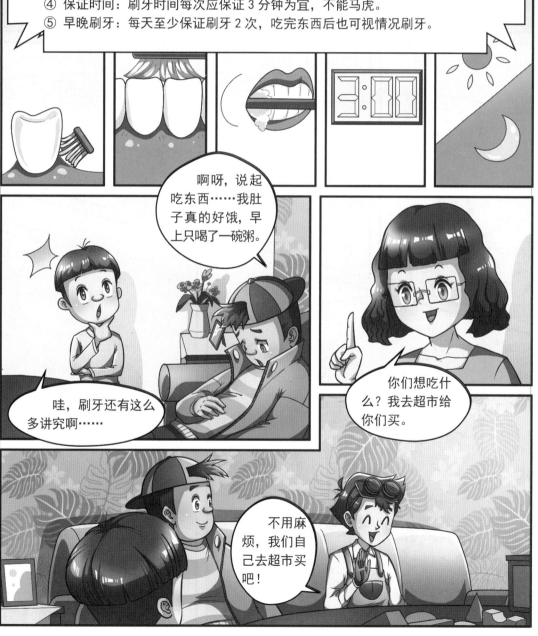

啊呀，说起吃东西……我肚子真的好饿，早上只喝了一碗粥。

哇，刷牙还有这么多讲究啊……

你们想吃什么？我去超市给你们买。

不用麻烦，我们自己去超市买吧！

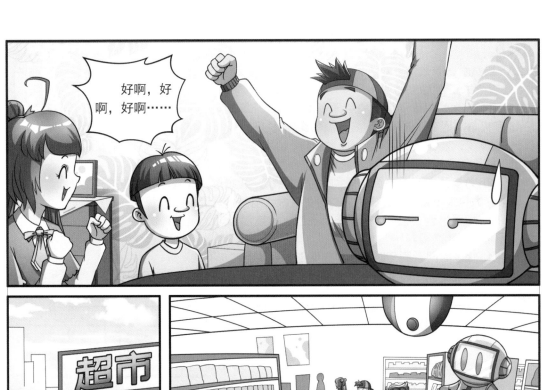

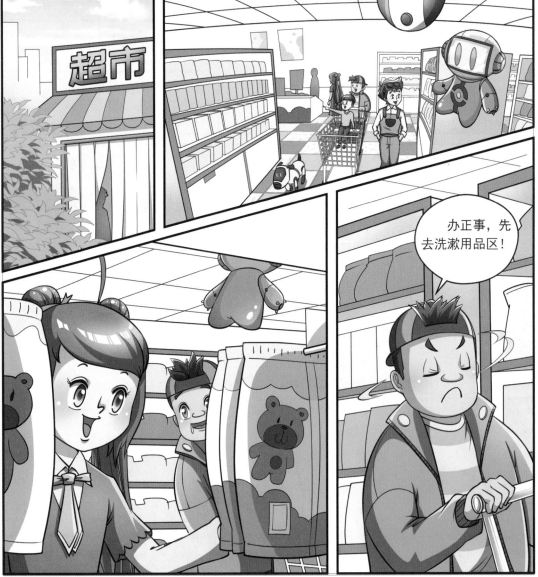

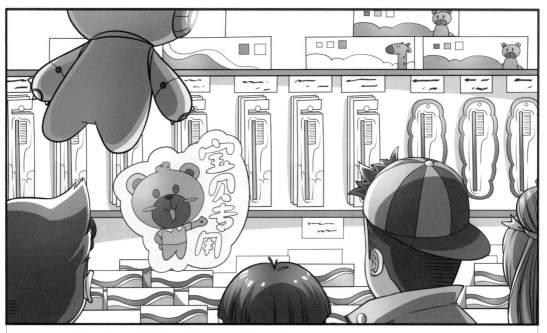

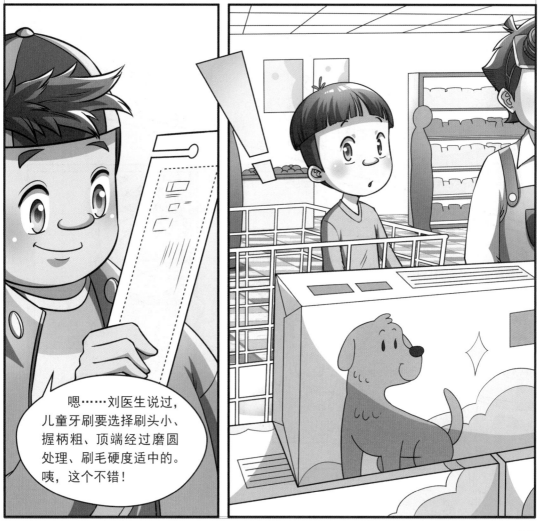

嗯……刘医生说过，儿童牙刷要选择刷头小、握柄粗、顶端经过磨圆处理、刷毛硬度适中的。咦，这个不错！

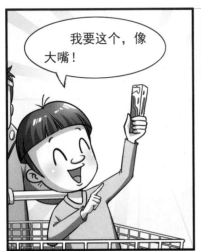

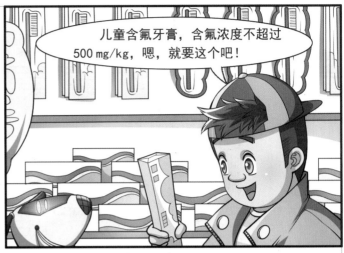

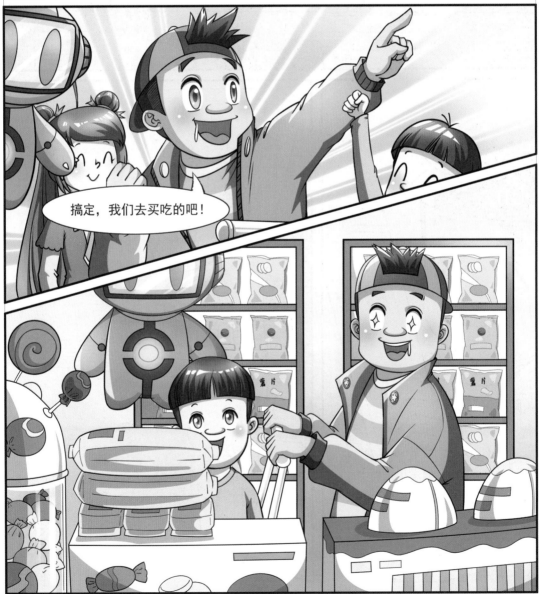

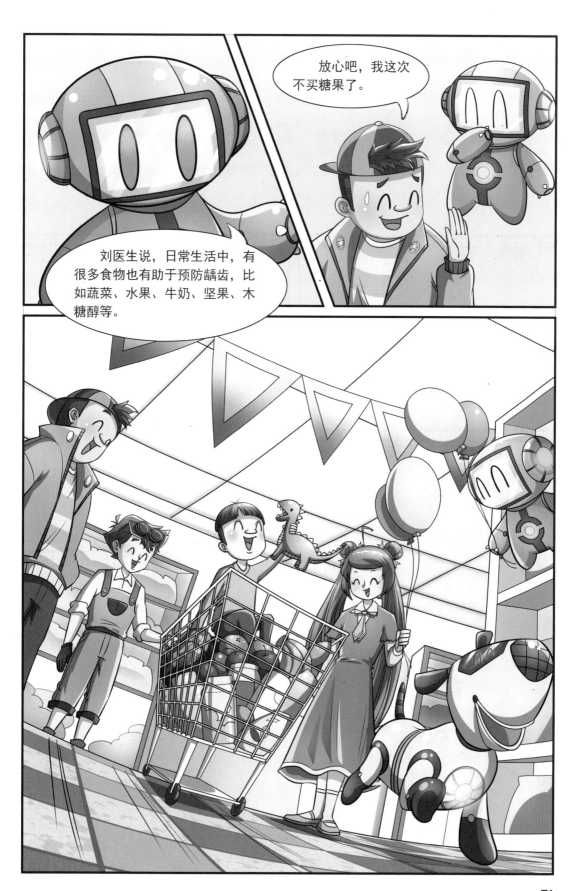

放心吧，我这次不买糖果了。

刘医生说，日常生活中，有很多食物也有助于预防龋齿，比如蔬菜、水果、牛奶、坚果、木糖醇等。

异常牙齿爱捣蛋

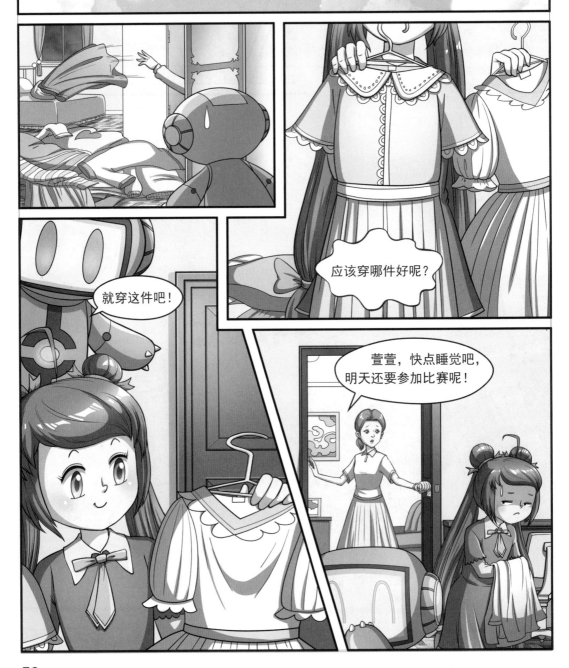

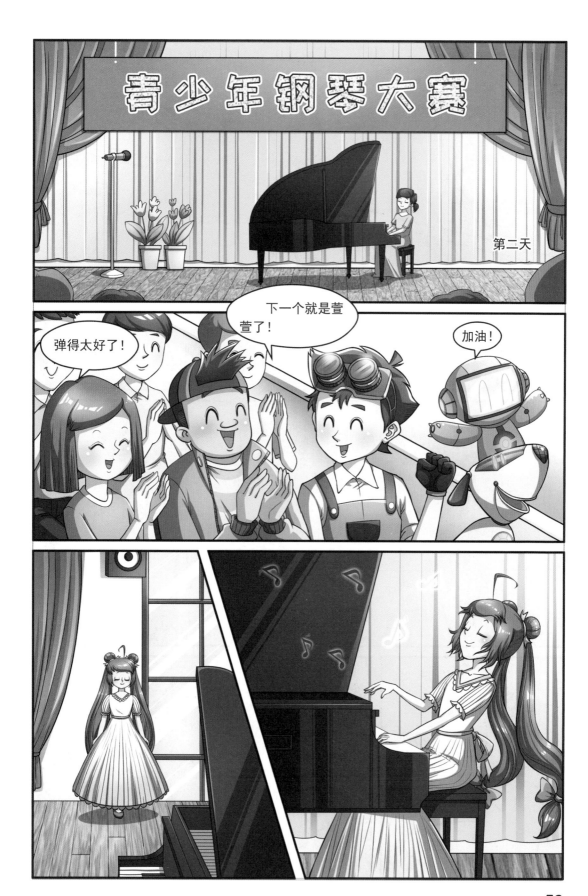

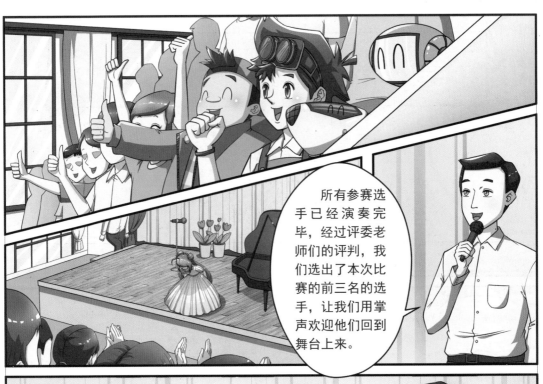

所有参赛选手已经演奏完毕，经过评委老师们的评判，我们选出了本次比赛的前三名的选手，让我们用掌声欢迎他们回到舞台上来。

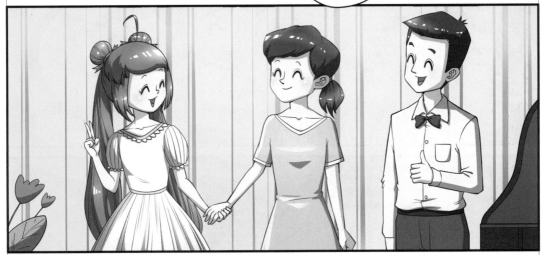

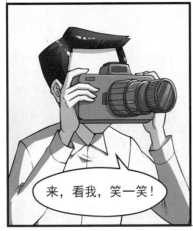

来，看我，笑一笑！

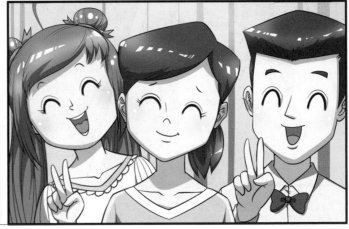

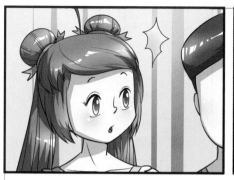

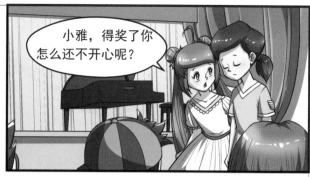

小雅，得奖了你怎么还不开心呢？

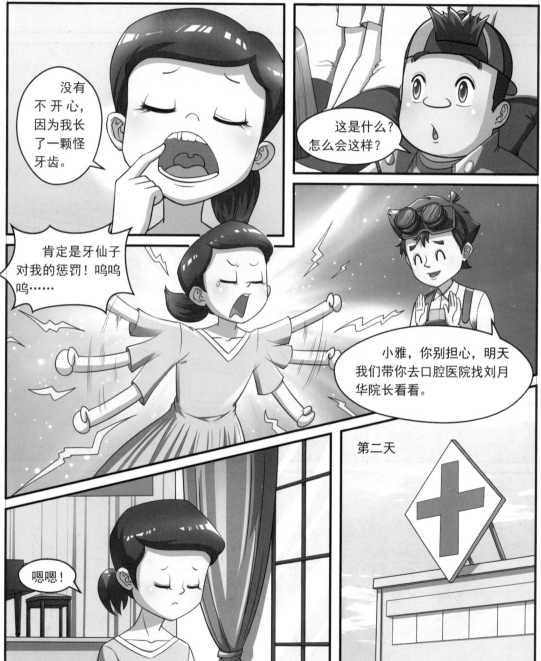

没有不开心，因为我长了一颗怪牙齿。

这是什么？怎么会这样？

肯定是牙仙子对我的惩罚！呜呜呜……

小雅，你别担心，明天我们带你去口腔医院找刘月华院长看看。

第二天

嗯嗯！

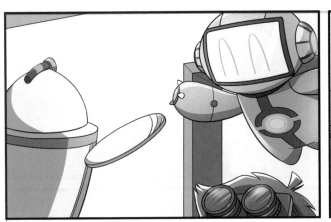
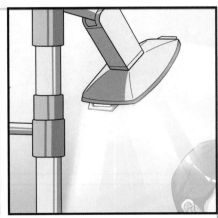

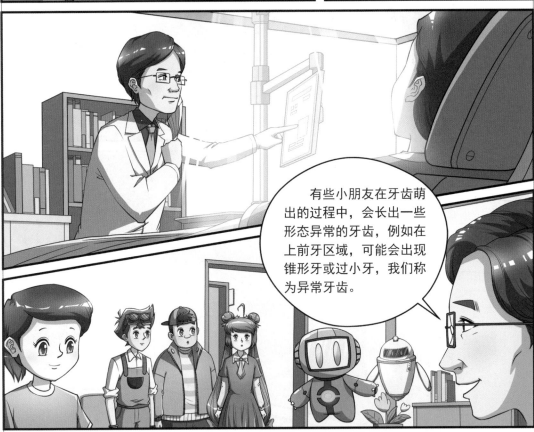

有些小朋友在牙齿萌出的过程中，会长出一些形态异常的牙齿，例如在上前牙区域，可能会出现锥形牙或过小牙，我们称为异常牙齿。

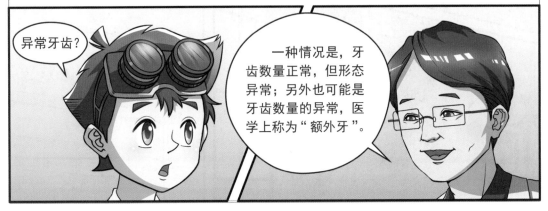

异常牙齿？

一种情况是，牙齿数量正常，但形态异常；另外也可能是牙齿数量的异常，医学上称为"额外牙"。

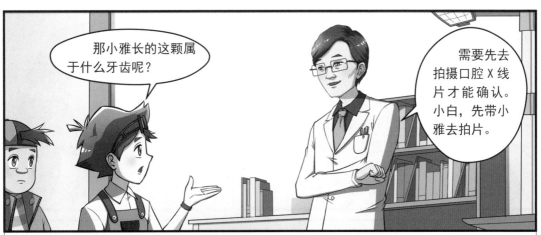

那小雅长的这颗属于什么牙齿呢？

需要先去拍摄口腔 X 线片才能确认。小白，先带小雅去拍片。

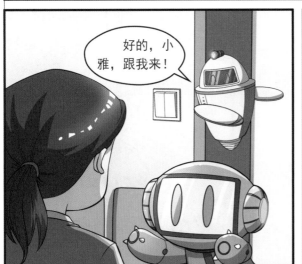

好的，小雅，跟我来！

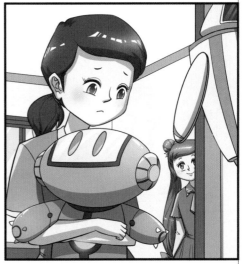

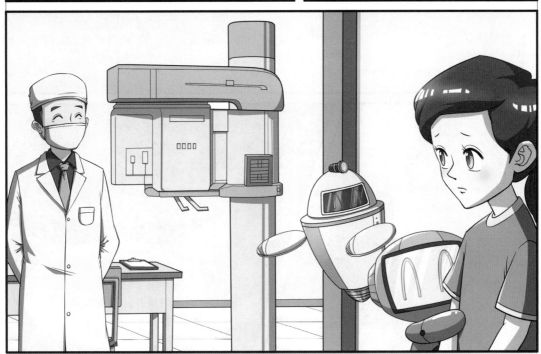

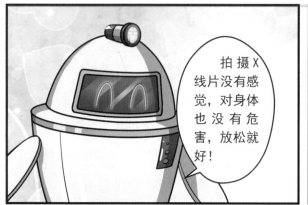

拍摄X线片没有感觉，对身体也没有危害，放松就好！

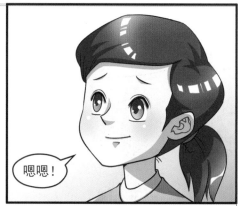

嗯嗯！

片刻后

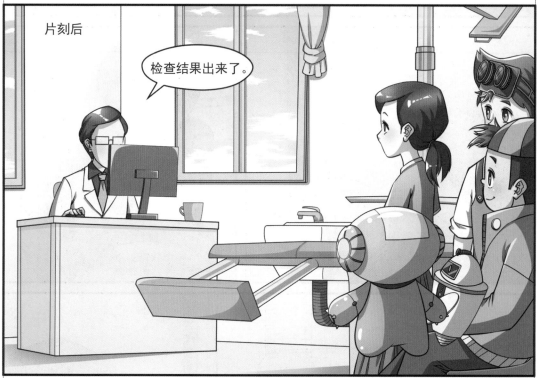

检查结果出来了。

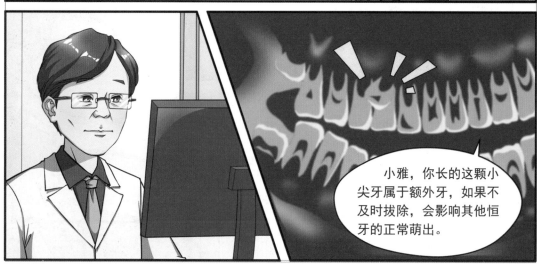

小雅，你长的这颗小尖牙属于额外牙，如果不及时拔除，会影响其他恒牙的正常萌出。

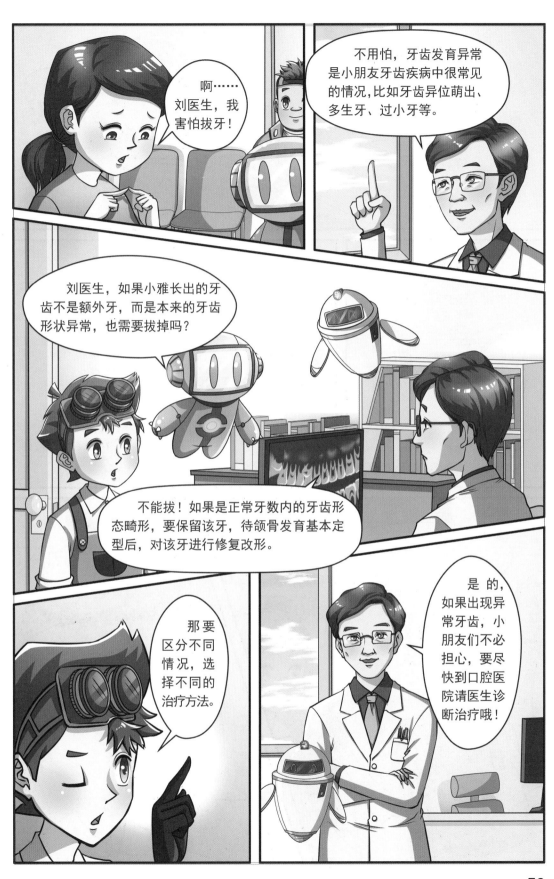

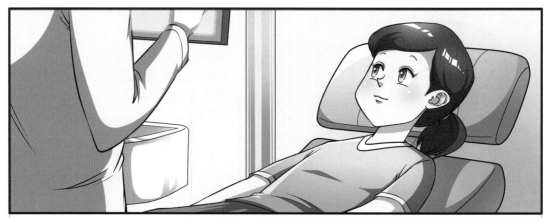

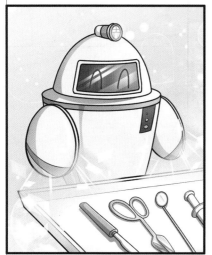

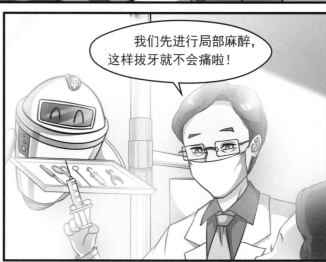

我们先进行局部麻醉，这样拔牙就不会痛啦！

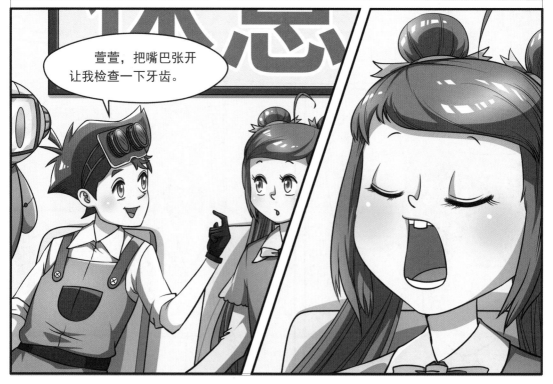

萱萱，把嘴巴张开让我检查一下牙齿。

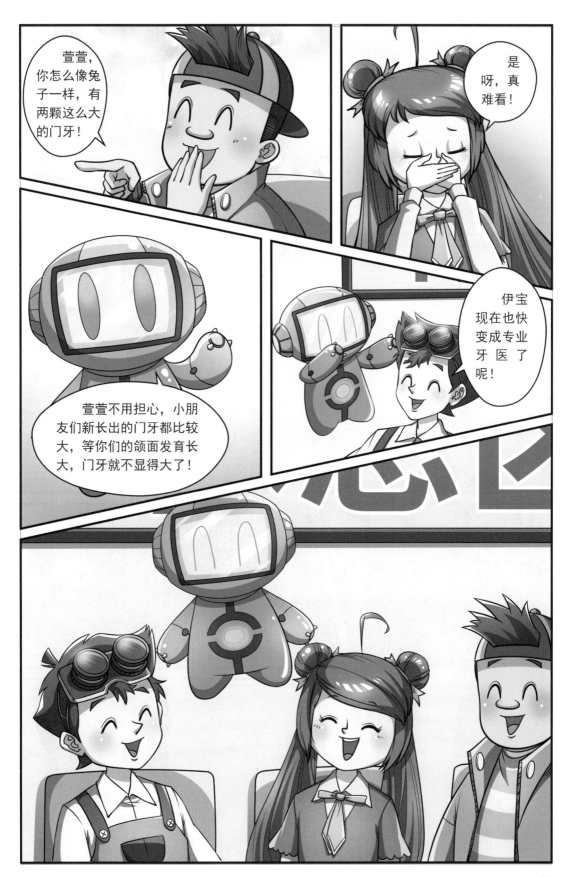

萱萱，你怎么像兔子一样，有两颗这么大的门牙！

是呀，真难看！

萱萱不用担心，小朋友们新长出的门牙都比较大，等你们的颌面发育长大，门牙就不显得大了！

伊宝现在也快变成专业牙医了呢！

经常牙痛不能拖

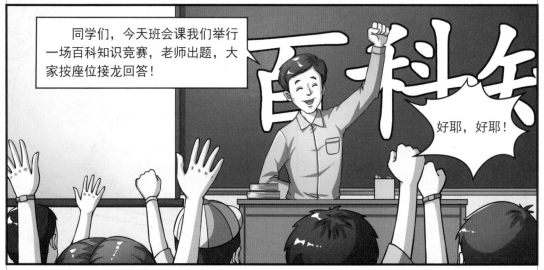

同学们，今天班会课我们举行一场百科知识竞赛，老师出题，大家按座位接龙回答！

好耶，好耶！

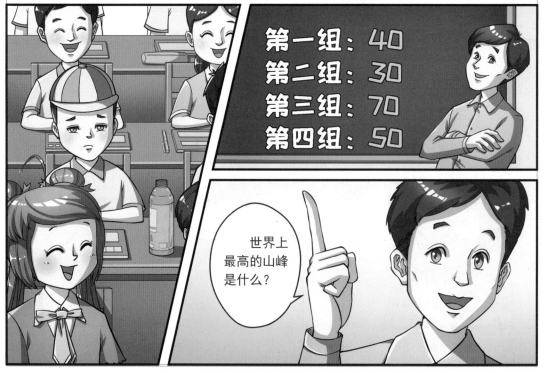

第一组：40
第二组：30
第三组：70
第四组：50

世界上最高的山峰是什么？

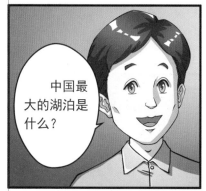

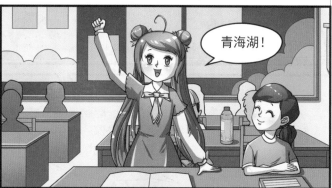

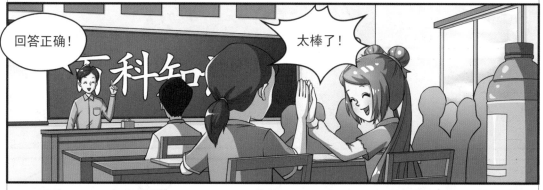

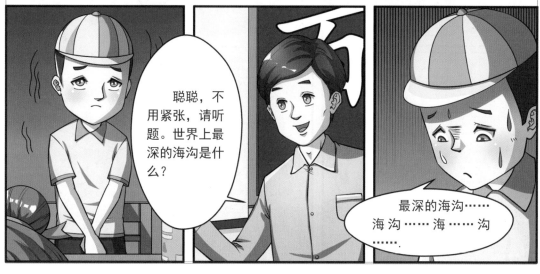

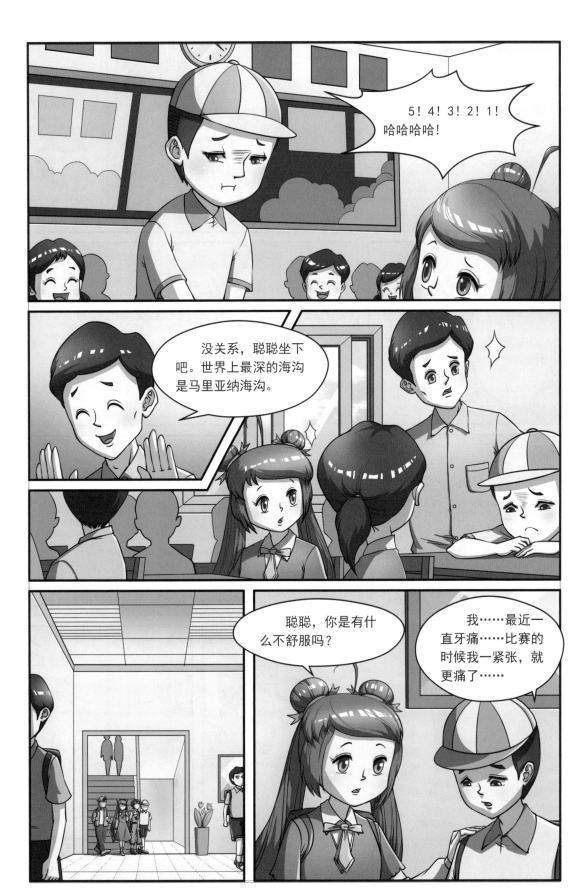

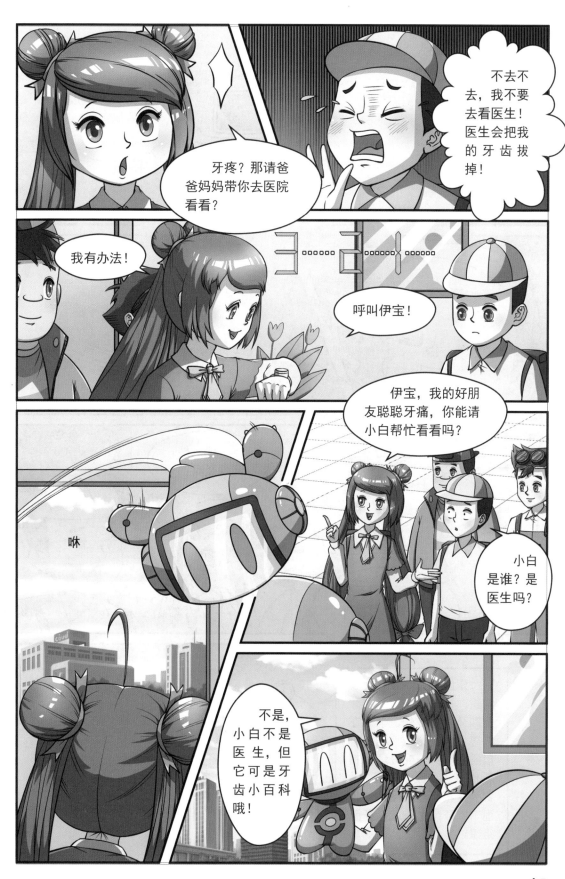

65

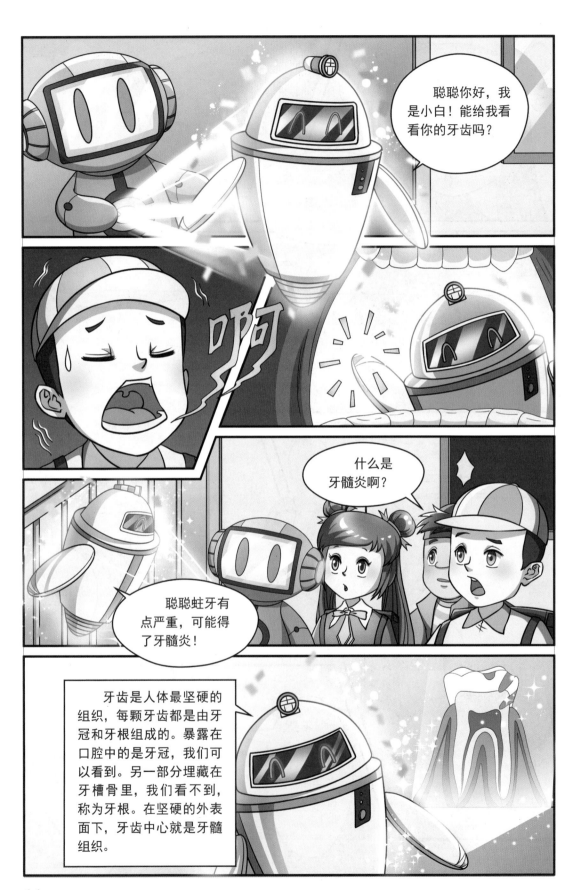

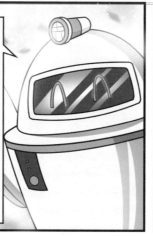

牙髓里面包含丰富的神经、血管、淋巴管和细胞等，是牙体组织的营养供应站。牙髓炎就是牙髓组织发炎，急性期会引起剧烈疼痛，尽早治疗可以保存牙髓活力。如果没有及时治疗，等到牙髓坏死了，就相当于牙齿没有了营养供应，那就麻烦了！

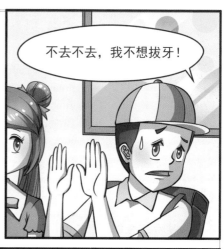

不去不去，我不想拔牙！

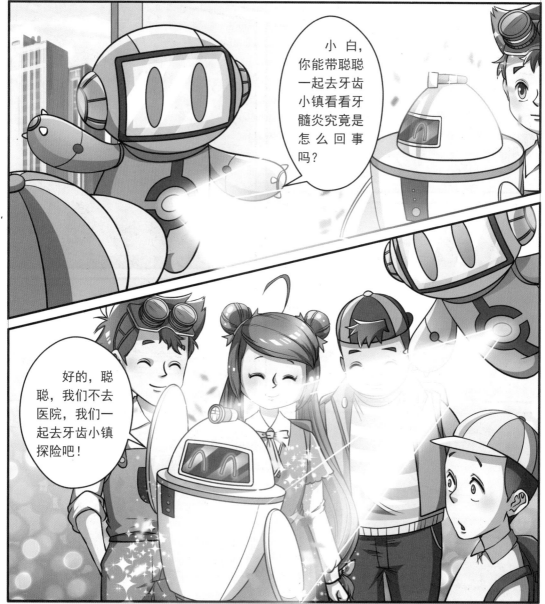

小白，你能带聪聪一起去牙齿小镇看看牙髓炎究竟是怎么回事吗？

好的，聪聪，我们不去医院，我们一起去牙齿小镇探险吧！

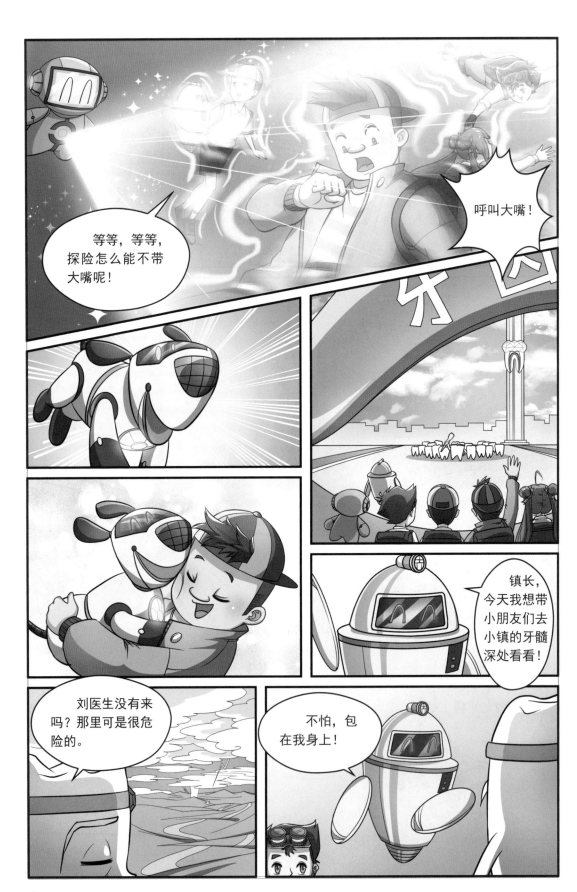

呼叫大嘴！

等等，等等，探险怎么能不带大嘴呢！

镇长，今天我想带小朋友们去小镇的牙髓深处看看！

刘医生没有来吗？那里可是很危险的。

不怕，包在我身上！

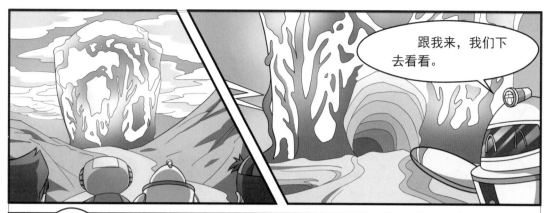

跟我来，我们下去看看。

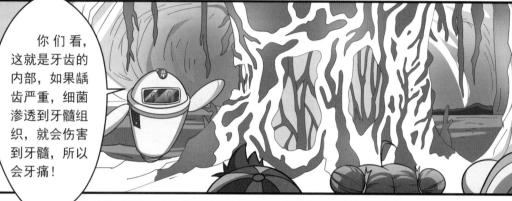

你们看，这就是牙齿的内部，如果龋齿严重，细菌渗透到牙髓组织，就会伤害到牙髓，所以会牙痛！

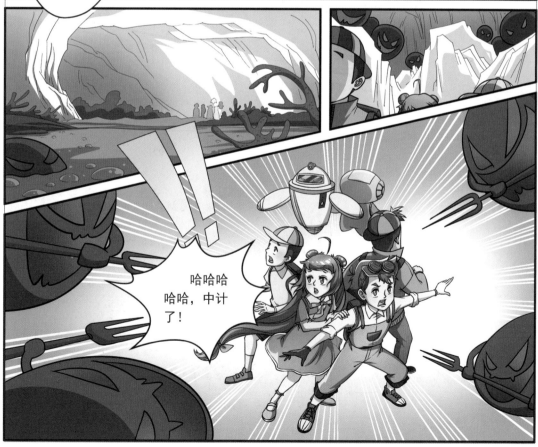

哈哈哈哈哈，中计了！

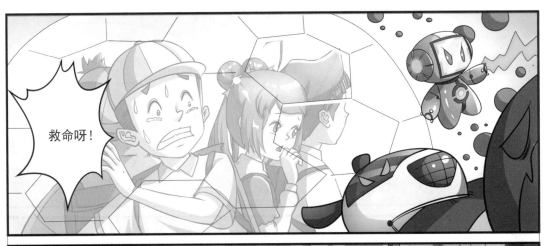

救命呀!

大家别担心,我马上去找刘医生!

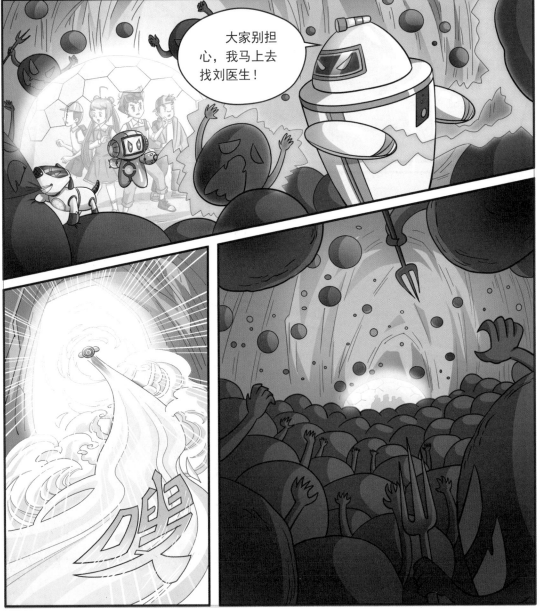

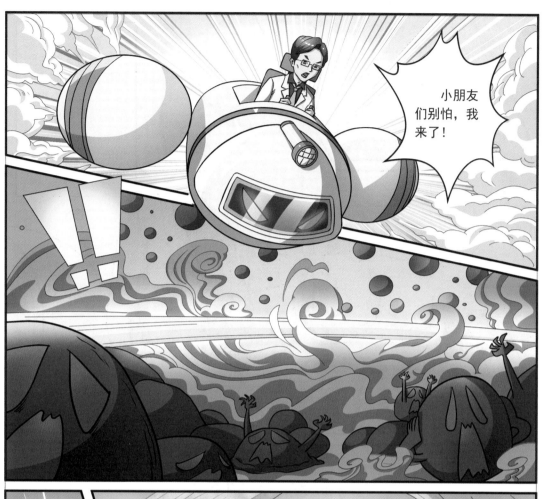

小朋友们别怕，我来了！

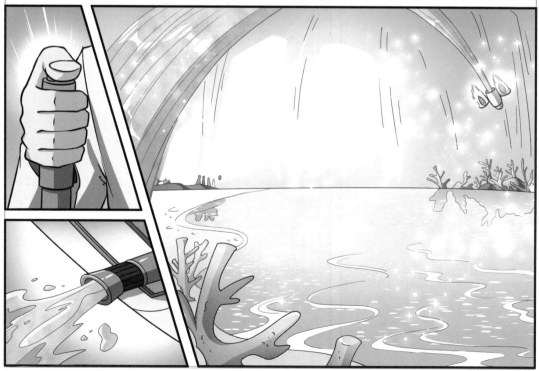

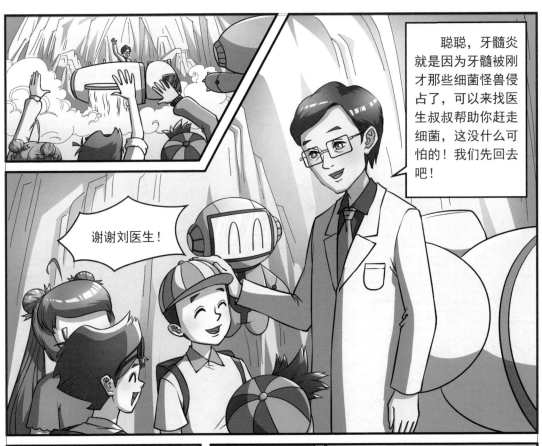

聪聪，牙髓炎就是因为牙髓被刚才那些细菌怪兽侵占了，可以来找医生叔叔帮助你赶走细菌，这没什么可怕的！我们先回去吧！

谢谢刘医生！

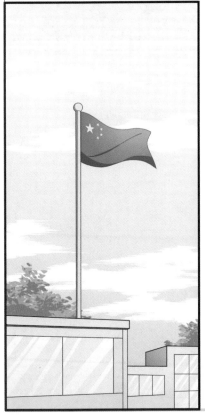

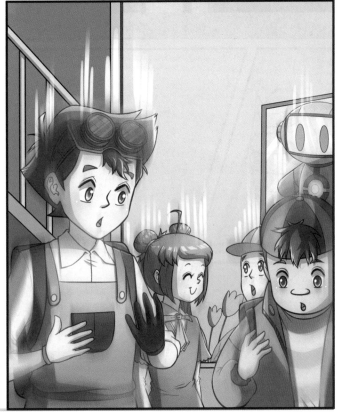

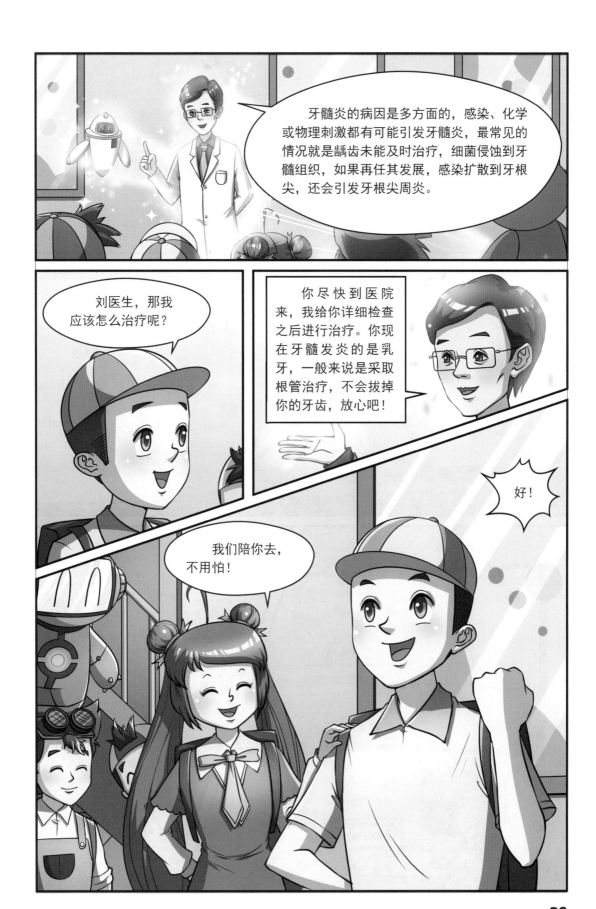

突发牙外伤怎么办

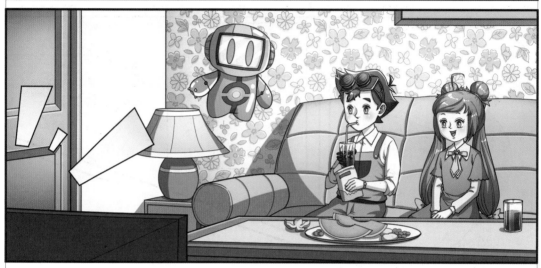

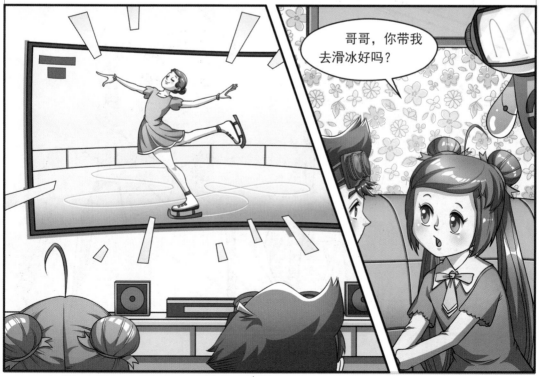

哥哥，你带我去滑冰好吗？

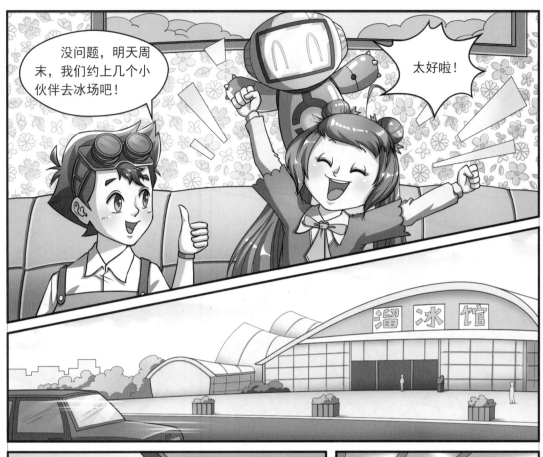

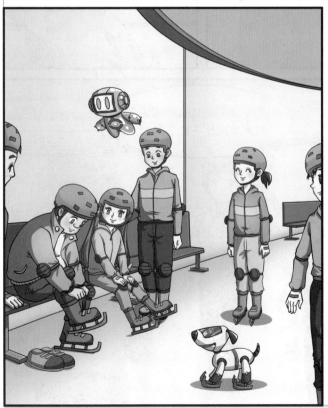

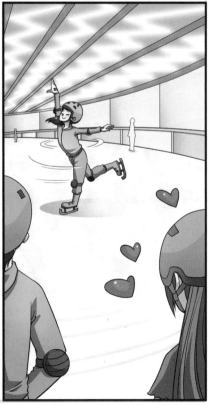

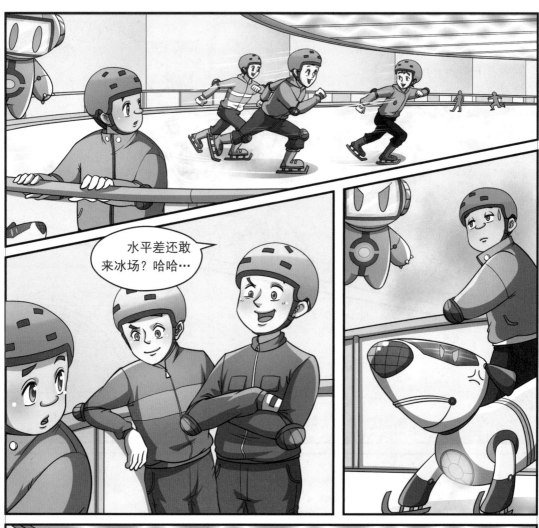

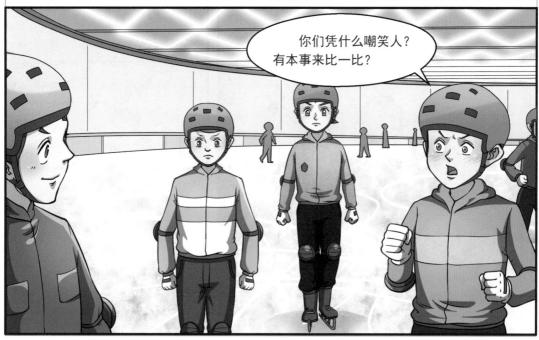

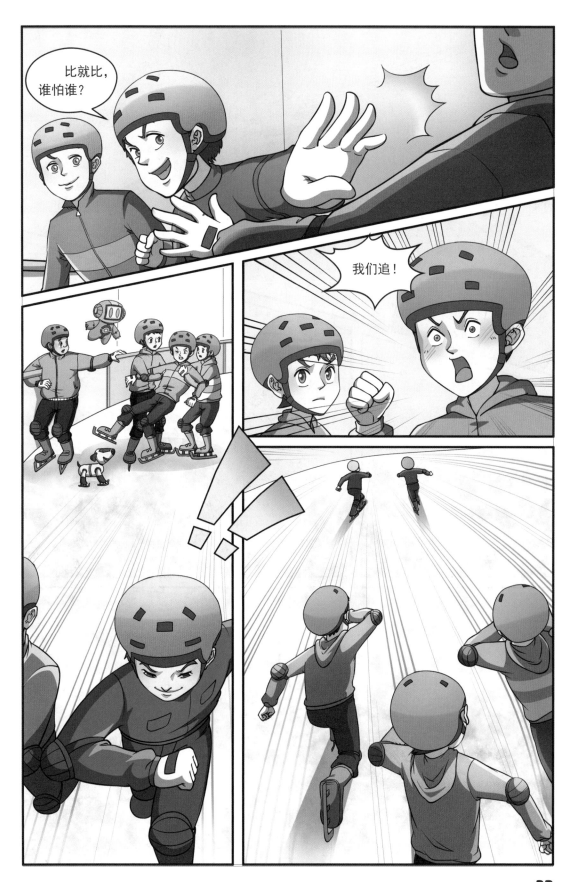

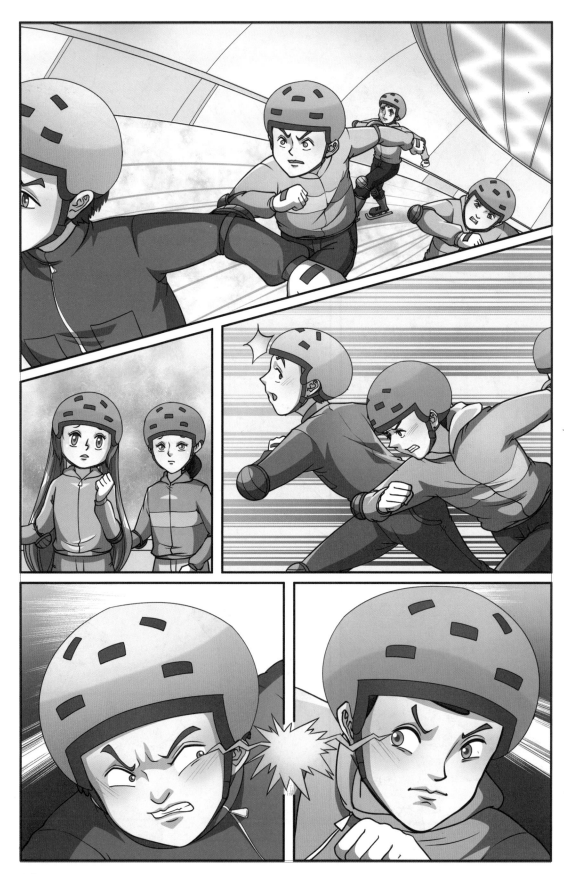

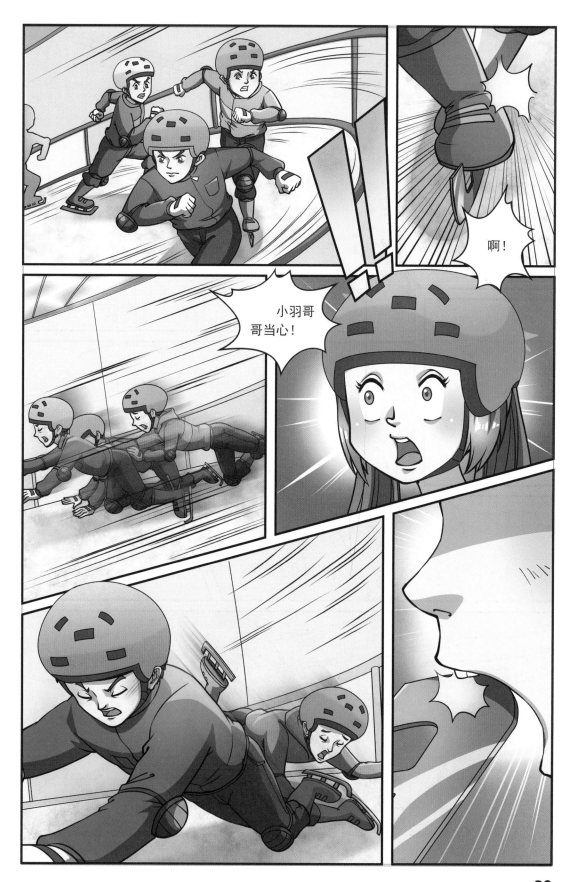

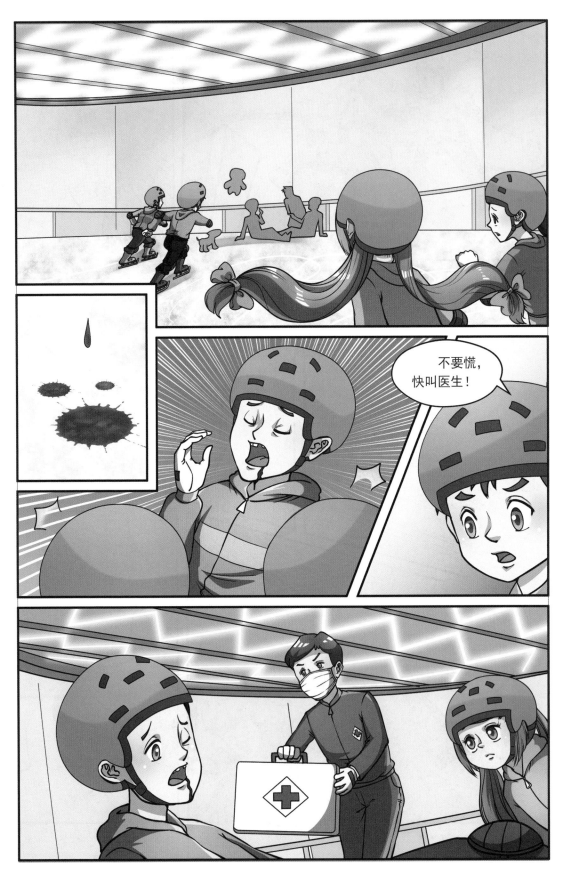

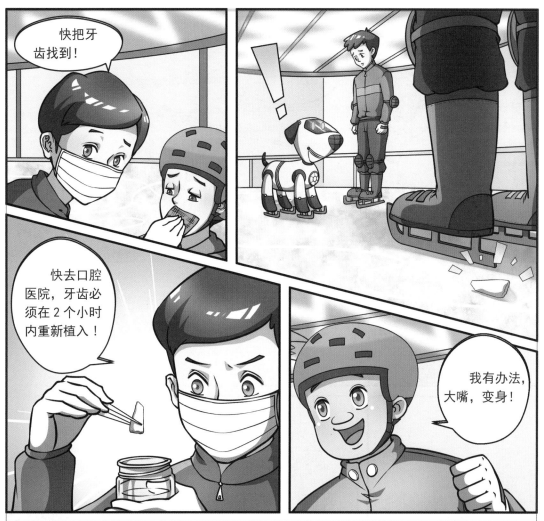

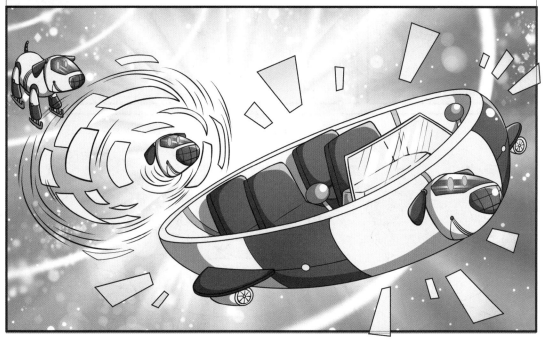

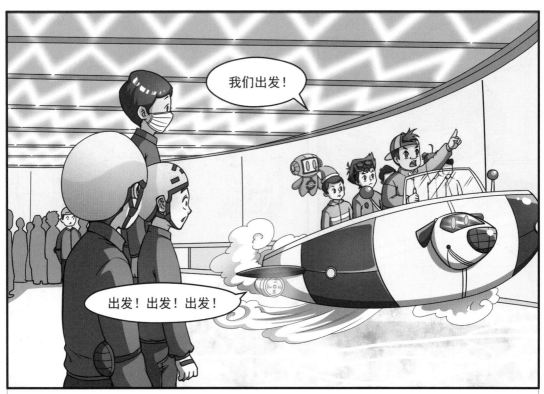

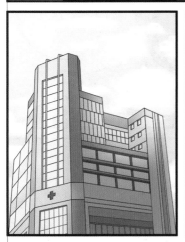

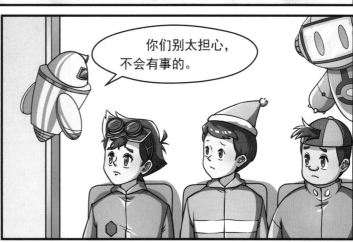

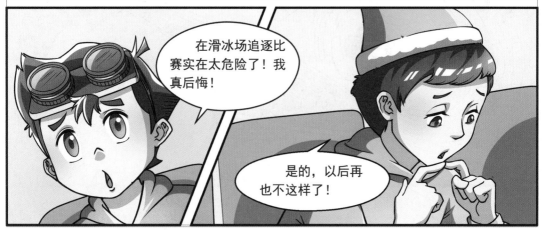

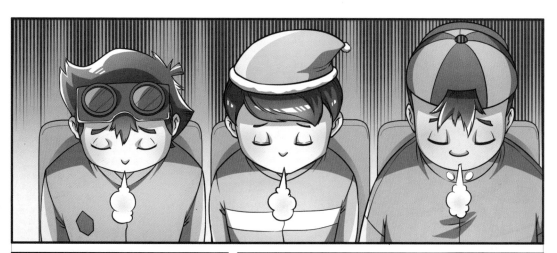

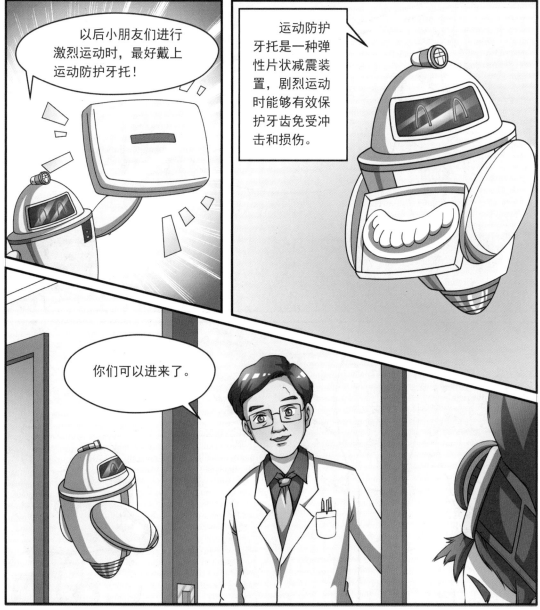

以后小朋友们进行激烈运动时，最好戴上运动防护牙托！

运动防护牙托是一种弹性片状减震装置，剧烈运动时能够有效保护牙齿免受冲击和损伤。

你们可以进来了。

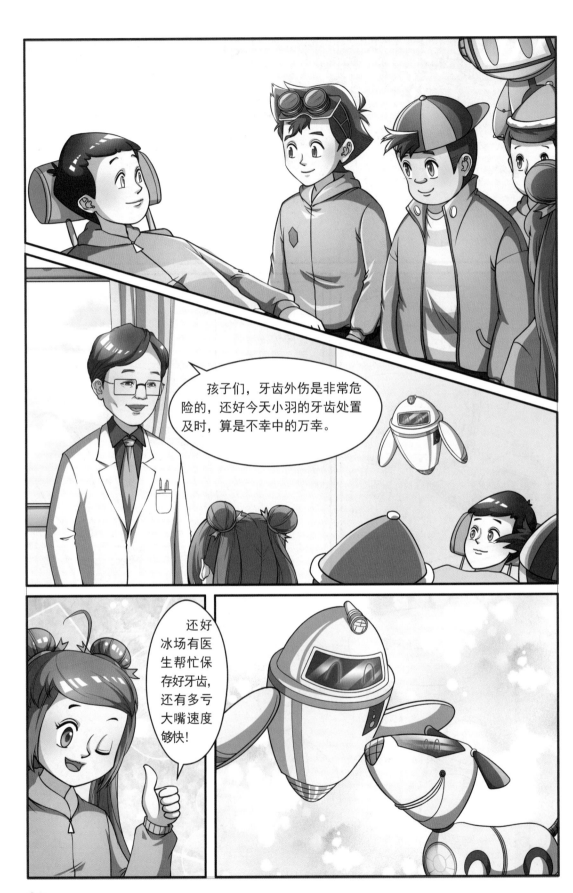

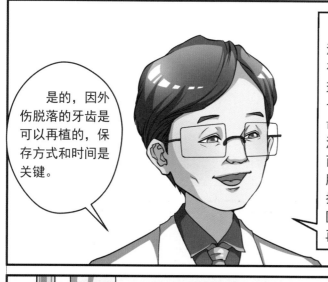

对于脱出的牙齿，最好是用清水把牙齿表面冲洗干净，并保存在等渗溶液中，如牛奶、生理盐水等，若身边没有此类溶液，也可以将牙齿含在舌下，保持牙齿湿润状态，尽快到医院就诊。注意，千万不能用力擦拭牙根表面！如能在半小时内赶到医院，脱出的牙齿是可以再植的。对于折断的部分牙齿，也要一并带到医院，医生会根据情况进行断冠再接术。

是的，因外伤脱落的牙齿是可以再植的，保存方式和时间是关键。

刘医生，牙齿受伤真危险！我们应该怎么预防呢？

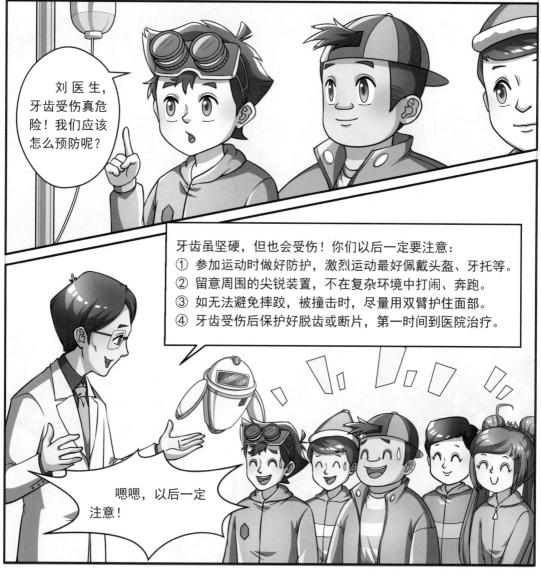

牙齿虽坚硬，但也会受伤！你们以后一定要注意：
① 参加运动时做好防护，激烈运动最好佩戴头盔、牙托等。
② 留意周围的尖锐装置，不在复杂环境中打闹、奔跑。
③ 如无法避免摔跤，被撞击时，尽量用双臂护住面部。
④ 牙齿受伤后保护好脱齿或断片，第一时间到医院治疗。

嗯嗯，以后一定注意！

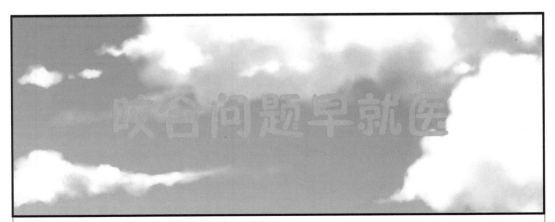

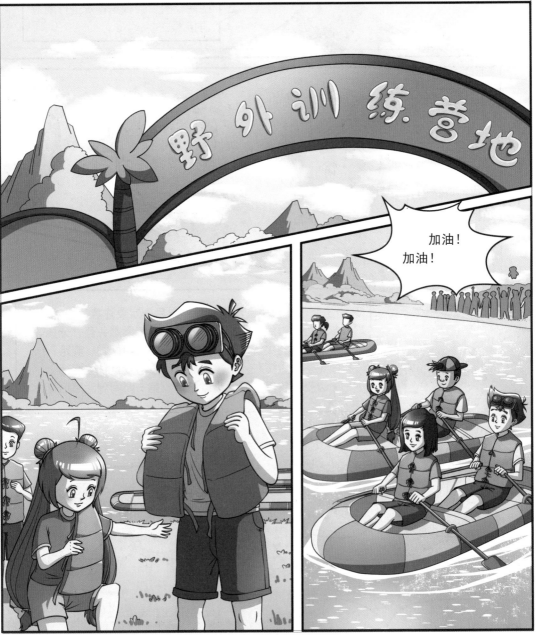

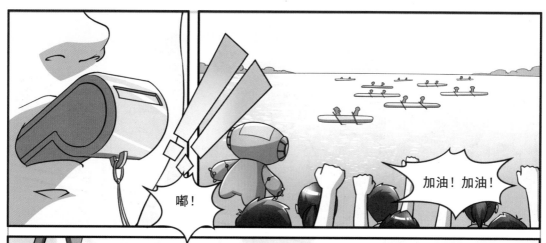

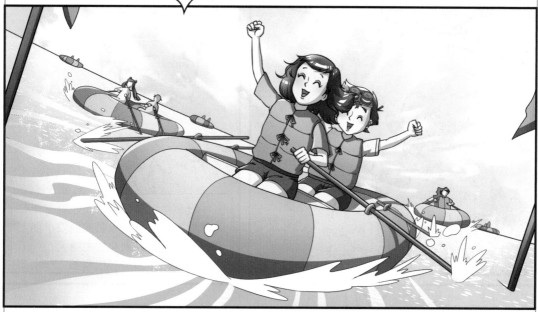

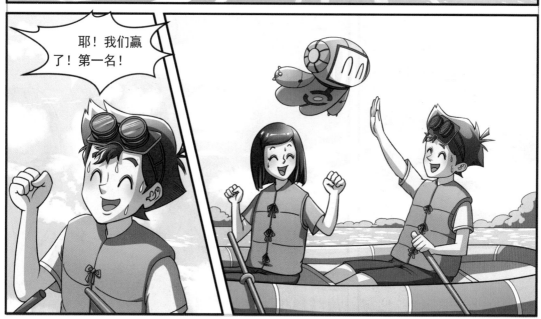

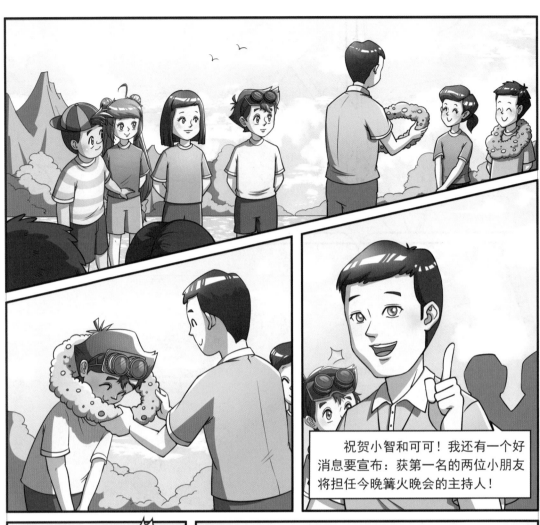

祝贺小智和可可！我还有一个好消息要宣布：获第一名的两位小朋友将担任今晚篝火晚会的主持人！

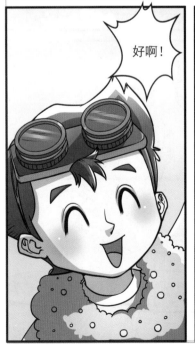

好啊！

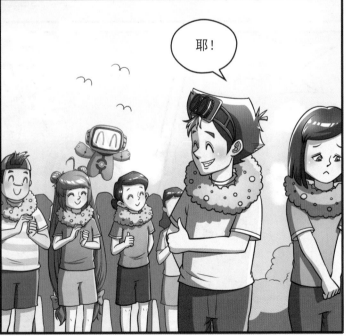

耶！

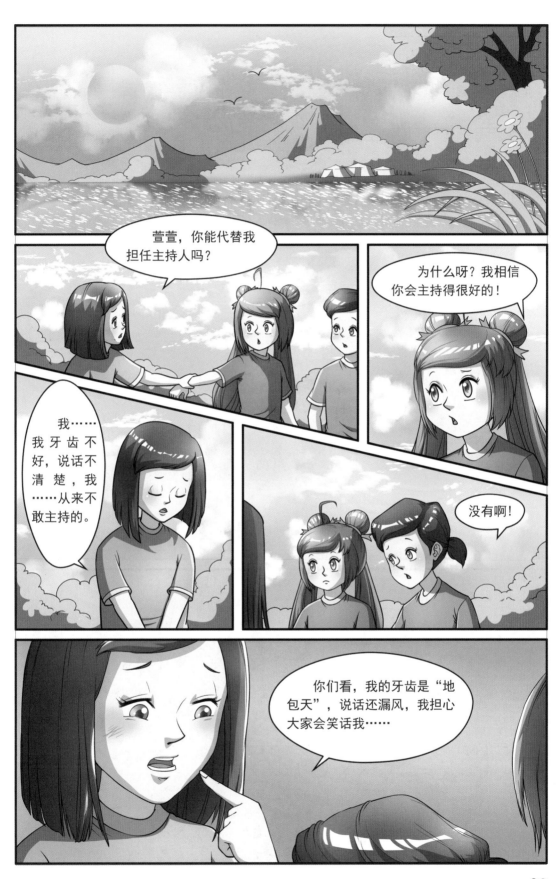

89

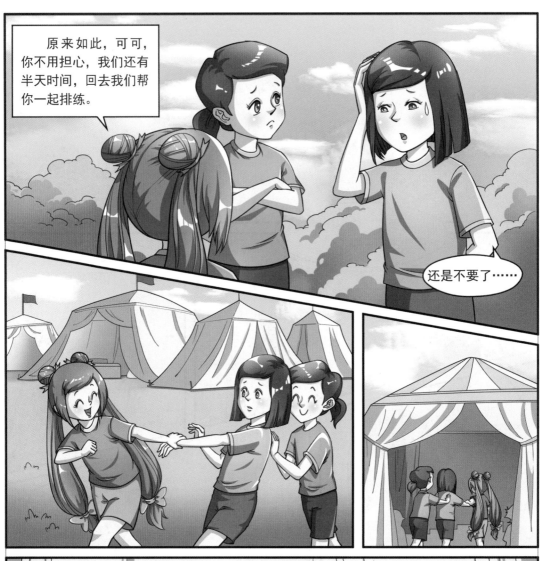

原来如此，可可，你不用担心，我们还有半天时间，回去我们帮你一起排练。

还是不要了……

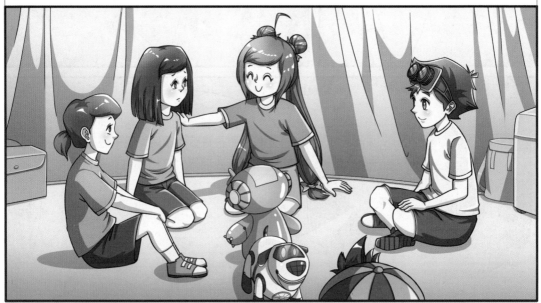

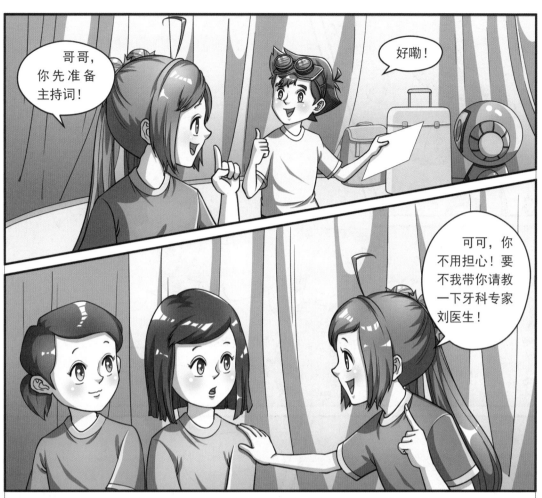

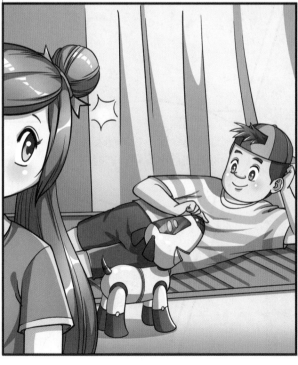

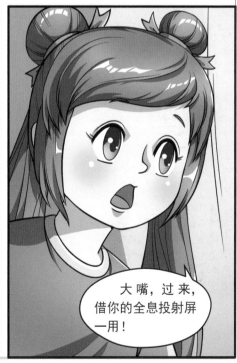

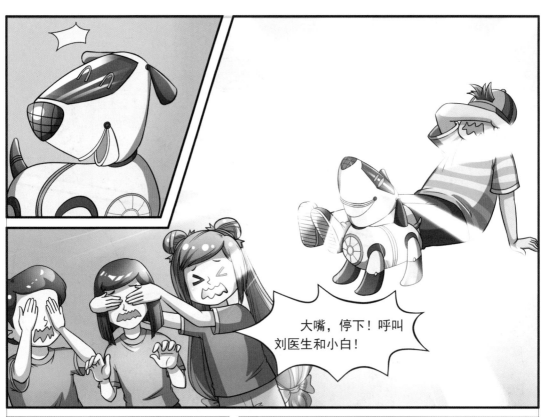

大嘴，停下！呼叫刘医生和小白！

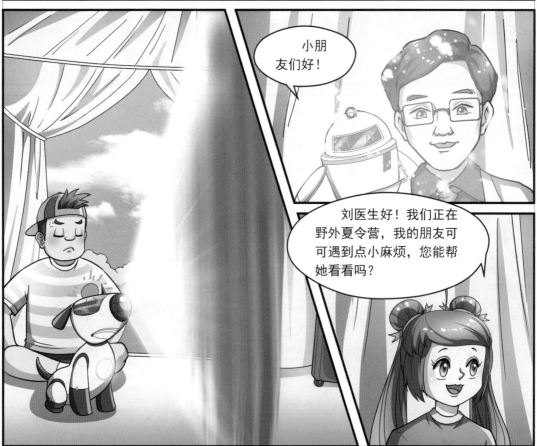

小朋友们好！

刘医生好！我们正在野外夏令营，我的朋友可可遇到点小麻烦，您能帮她看看吗？

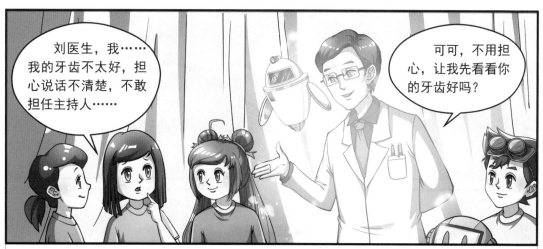

刘医生，我……我的牙齿不太好，担心说话不清楚，不敢担任主持人……

可可，不用担心，让我先看看你的牙齿好吗？

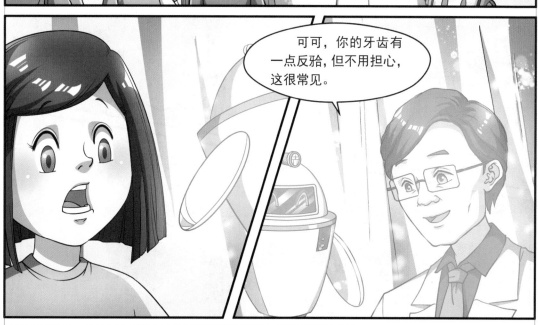

可可，你的牙齿有一点反颌，但不用担心，这很常见。

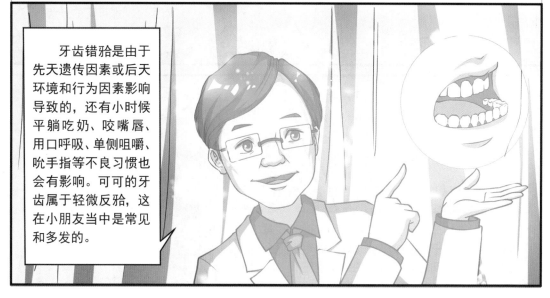

牙齿错颌是由于先天遗传因素或后天环境和行为因素影响导致的，还有小时候平躺吃奶、咬嘴唇、用口呼吸、单侧咀嚼、吮手指等不良习惯也会有影响。可可的牙齿属于轻微反颌，这在小朋友当中是常见和多发的。

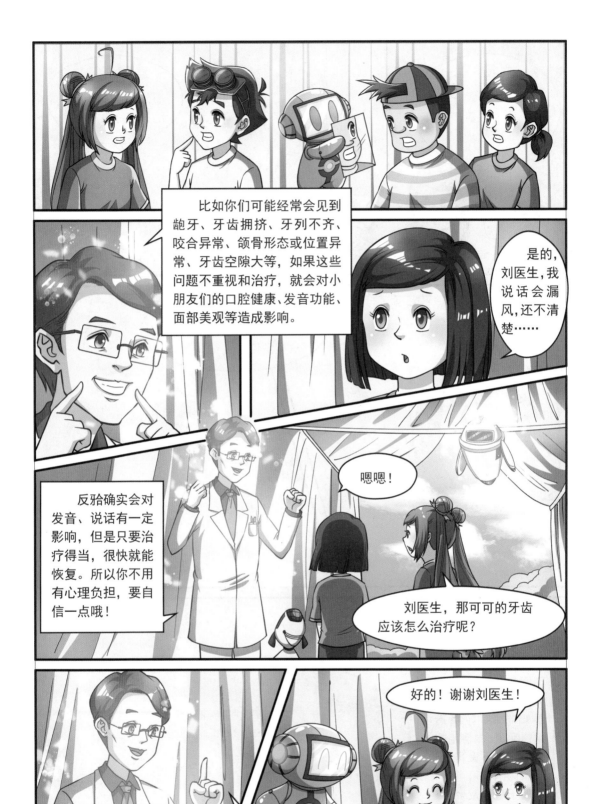

比如你们可能经常会见到龅牙、牙齿拥挤、牙列不齐、咬合异常、颌骨形态或位置异常、牙齿空隙大等，如果这些问题不重视和治疗，就会对小朋友们的口腔健康、发音功能、面部美观等造成影响。

是的，刘医生，我说话会漏风，还不清楚……

反验确实会对发音、说话有一定影响，但是只要治疗得当，很快就能恢复。所以你不用有心理负担，要自信一点哦！

嗯嗯！

刘医生，那可可的牙齿应该怎么治疗呢？

好的！谢谢刘医生！

小朋友的牙齿就像小树苗，因人而异，越早进行检查和干预，效果会越好。等可可夏令营结束，尽快到医院来做详细的检查吧！

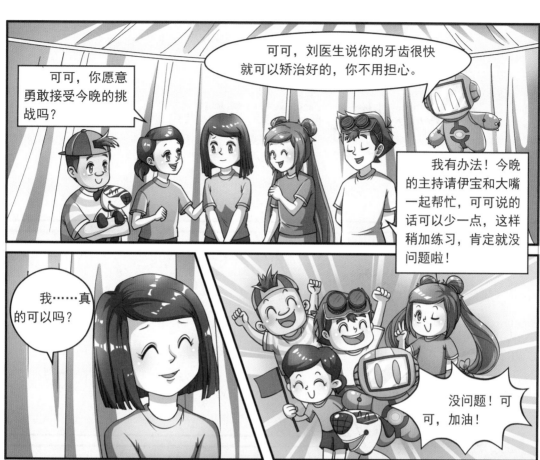

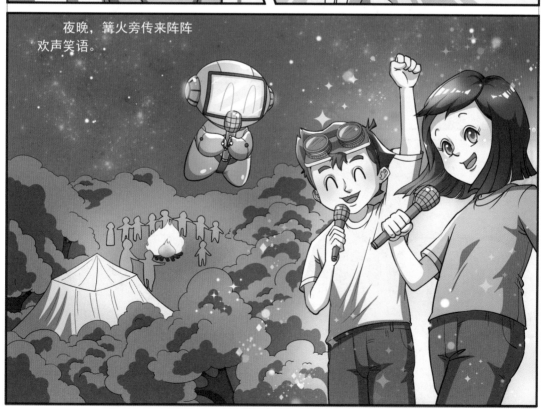

牙齿正畸不可怕

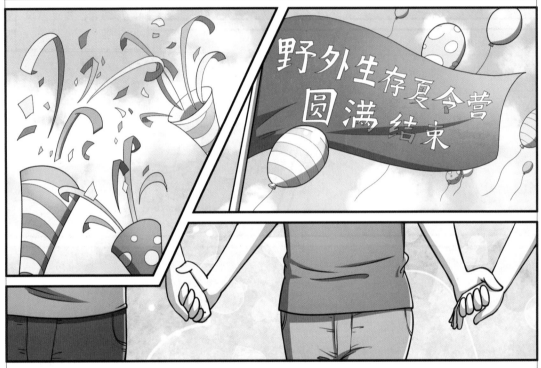

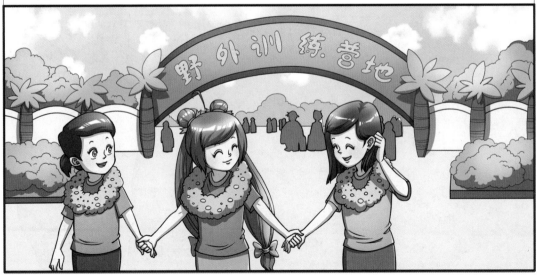

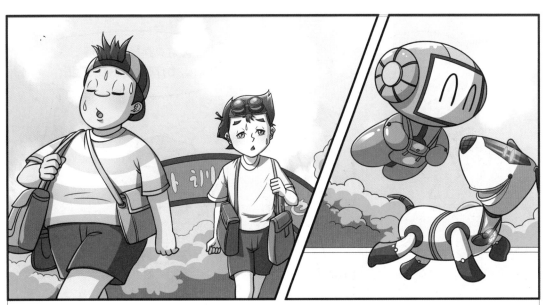

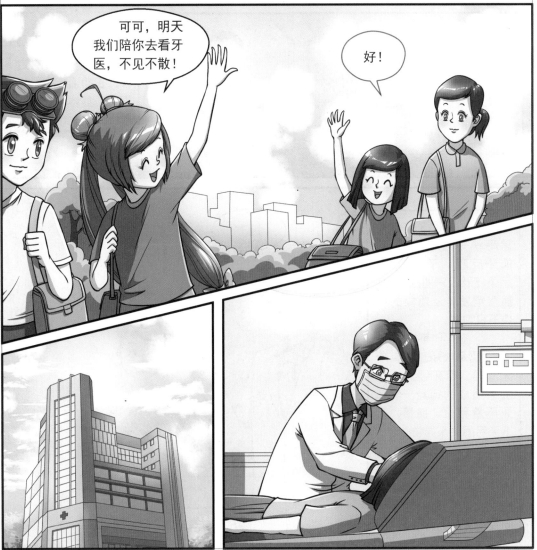

可可，明天我们陪你去看牙医，不见不散！

好！

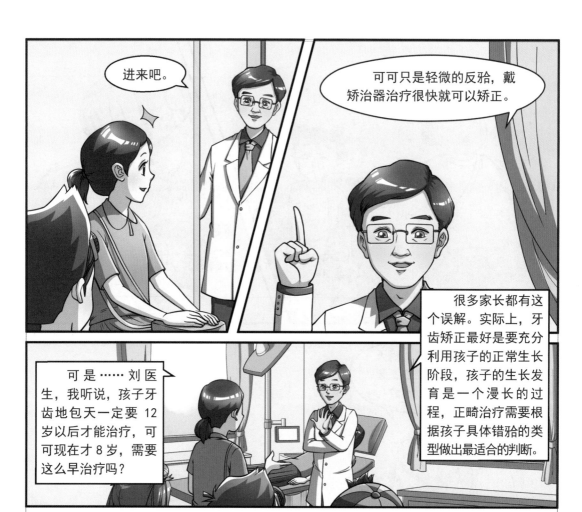

进来吧。

可可只是轻微的反𬌗，戴矫治器治疗很快就可以矫正。

很多家长都有这个误解。实际上，牙齿矫正最好是要充分利用孩子的正常生长阶段，孩子的生长发育是一个漫长的过程，正畸治疗需要根据孩子具体错𬌗的类型做出最适合的判断。

可是……刘医生，我听说，孩子牙齿地包天一定要 12 岁以后才能治疗，可可现在才 8 岁，需要这么早治疗吗？

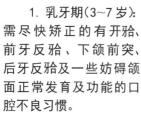

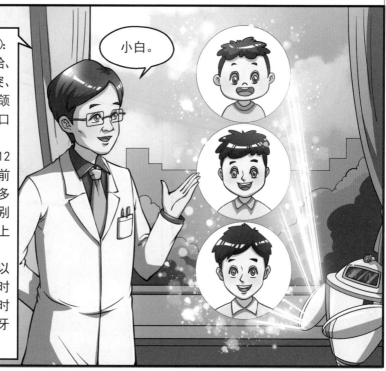

小白。

1. 乳牙期（3~7 岁）：需尽快矫正的有开𬌗、前牙反𬌗、下颌前突、后牙反𬌗及一些妨碍颌面正常发育及功能的口腔不良习惯。

2. 替牙期（7~12岁）：需尽快矫正的有前牙反𬌗，后牙锁𬌗，多生牙造成的错𬌗，个别牙严重错位、拥挤，上下牙弓间关系异常等。

3. 恒牙期（12 岁以后）：第二恒磨牙萌出时约 12 岁是矫正的最佳时期，效果最好，各种牙问题均可以进行矫正。

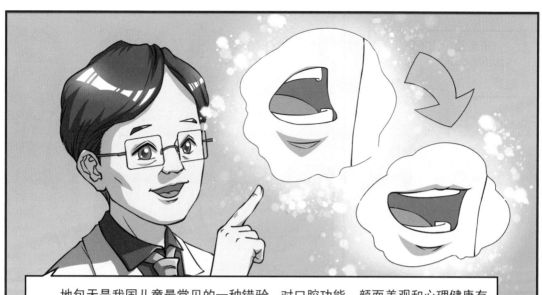

　　地包天是我国儿童最常见的一种错𬌗，对口腔功能、颜面美观和心理健康有较严重的影响，并且随着年龄增长症状会逐渐加重。替牙期是适宜治疗期，如果能得到早期诊断、及时治疗，戴适当的阻断或诱导矫治器，只需要轻微的矫治力就可以达到矫正效果，所以可可现在进行矫治完全没有问题。

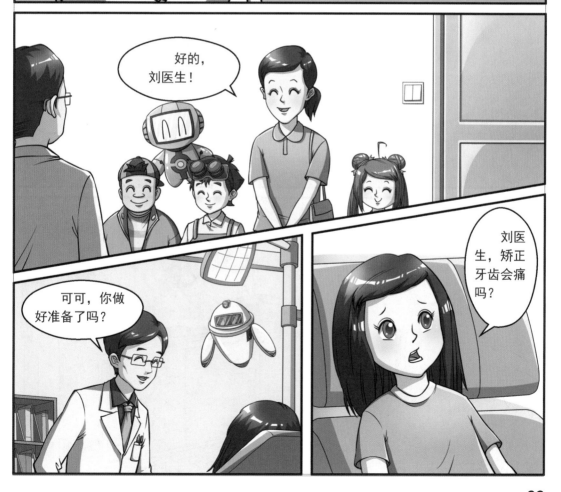

好的，刘医生！

可可，你做好准备了吗？

刘医生，矫正牙齿会痛吗？

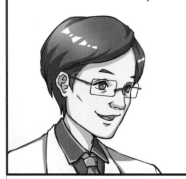

不会痛，但刚戴上矫治器会有一些不习惯和酸胀感，过几天习惯就好！

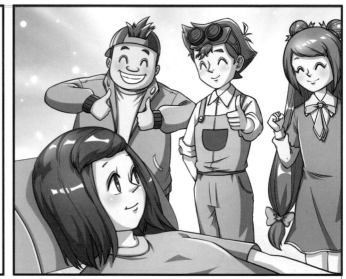

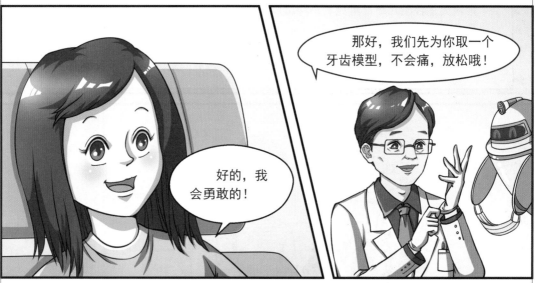

好的，我会勇敢的！

那好，我们先为你取一个牙齿模型，不会痛，放松哦！

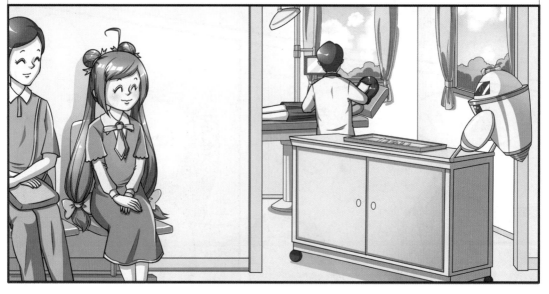

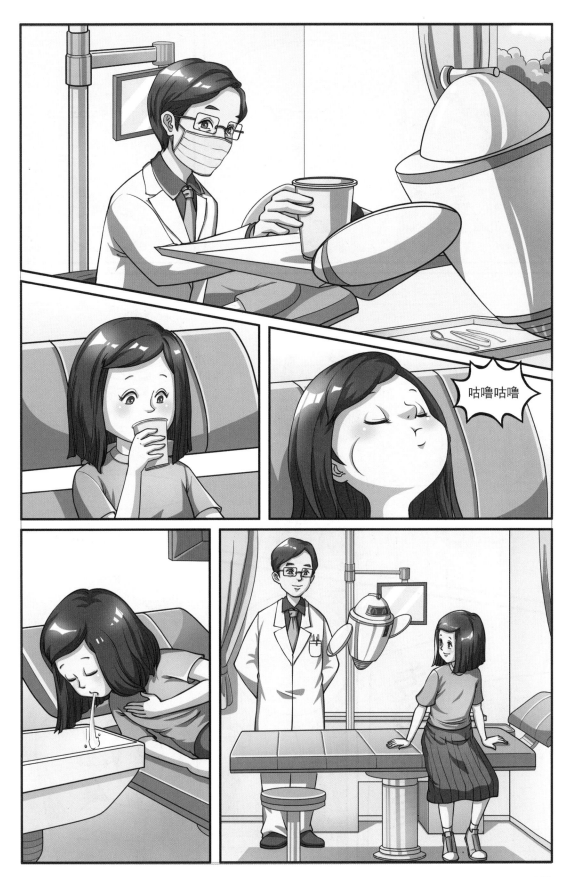

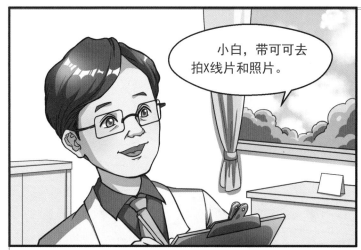

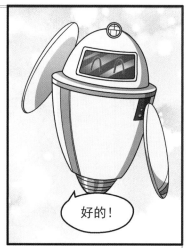

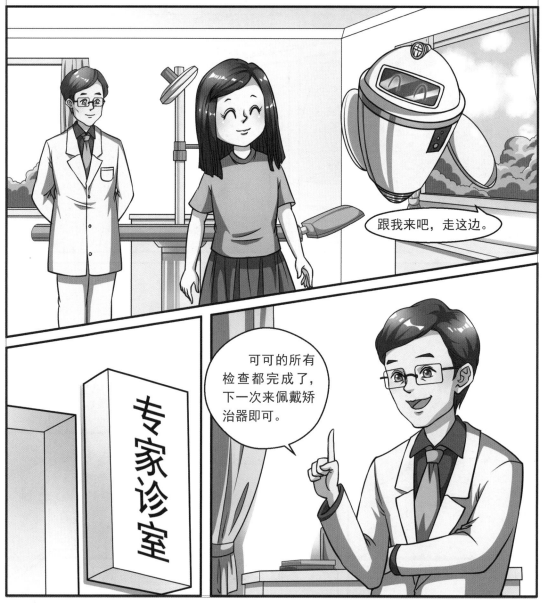

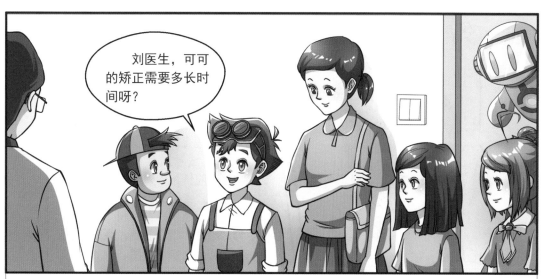

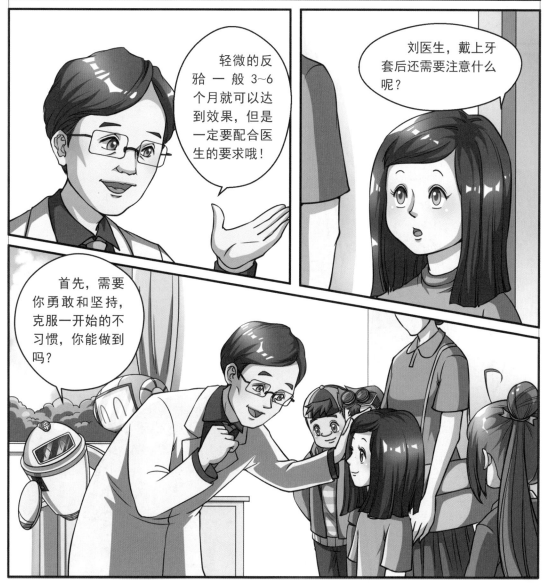

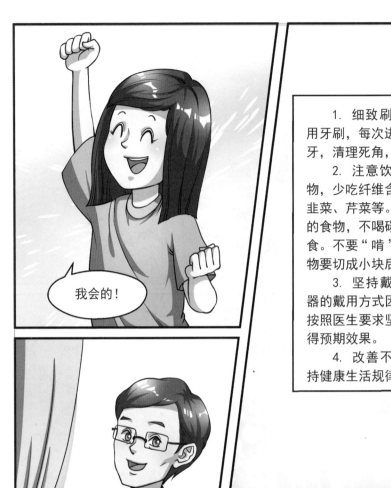

我会的！

1. 细致刷牙。选用正畸专用牙刷，每次进食后都要仔细刷牙，清理死角，不留食物残渣。

2. 注意饮食。多吃柔软食物，少吃纤维含量多的食物，如韭菜、芹菜等。不吃过黏、过硬的食物，不喝碳酸饮料，少吃甜食。不要"啃"食物，大块的食物要切成小块后食用。

3. 坚持戴好矫治器。矫治器的戴用方式因人而异，一定要按照医生要求坚持戴好，才能取得预期效果。

4. 改善不良口腔习惯，保持健康生活规律。

第一条其实就是注意口腔卫生的意思。

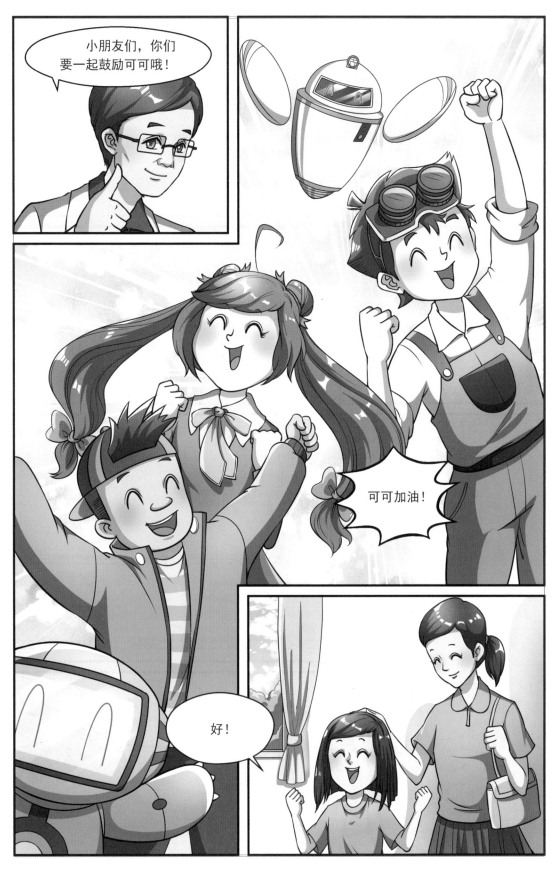

105

牙齿百科大闯关

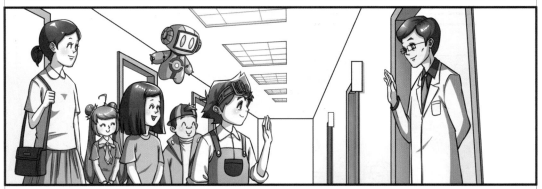

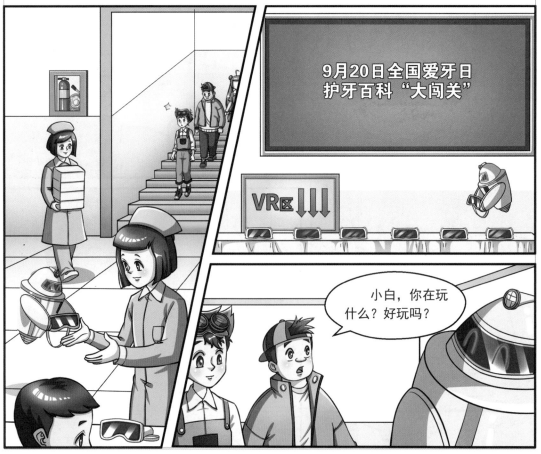

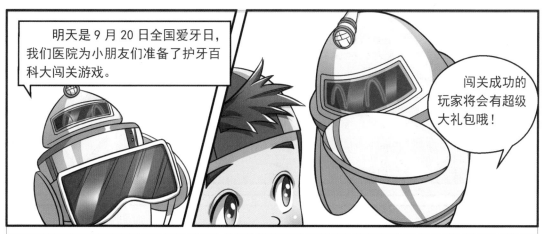

明天是 9 月 20 日全国爱牙日，我们医院为小朋友们准备了护牙百科大闯关游戏。

闯关成功的玩家将会有超级大礼包哦！

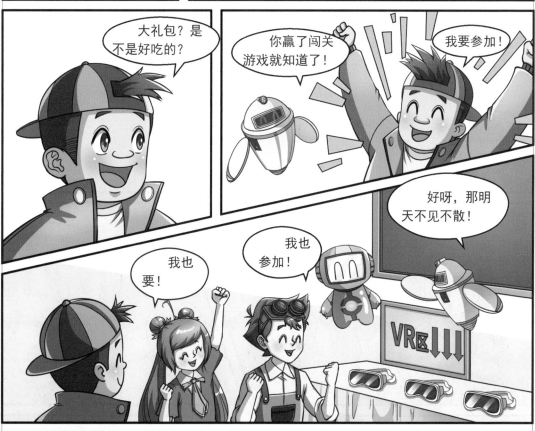

大礼包？是不是好吃的？

你赢了闯关游戏就知道了！

我要参加！

好呀，那明天不见不散！

我也要！

我也参加！

VR区

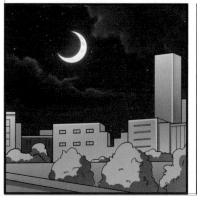

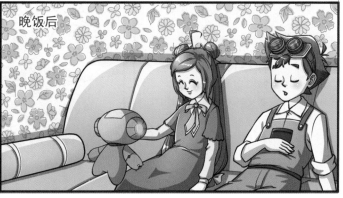

晚饭后

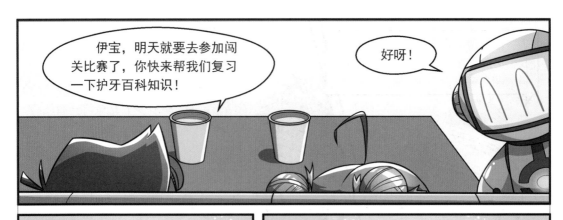

伊宝，明天就要去参加闯关比赛了，你快来帮我们复习一下护牙百科知识！

好呀！

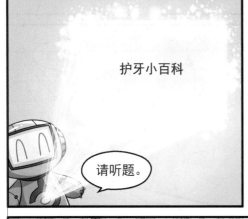

护牙小百科

请听题。

虫牙是因为不注意卫生，牙齿长了虫子，对吗？

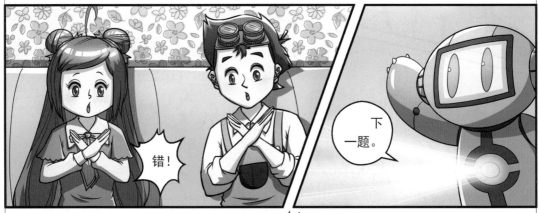

错！

下一题。

有了蛀牙要赶紧拔掉，以免影响别的牙齿，对吗？

错错错！

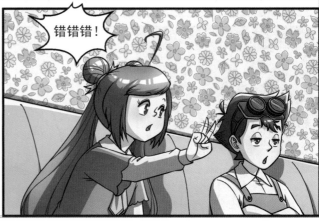

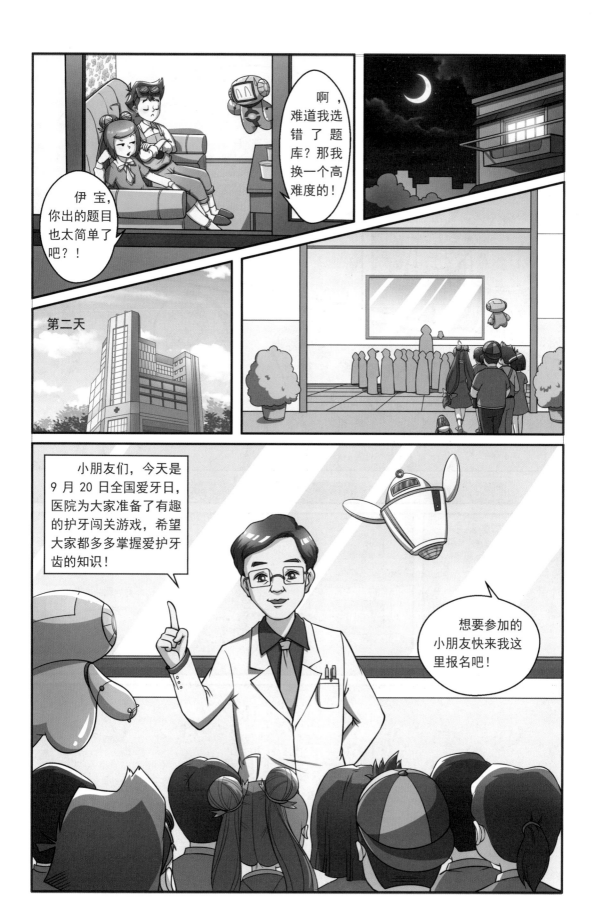

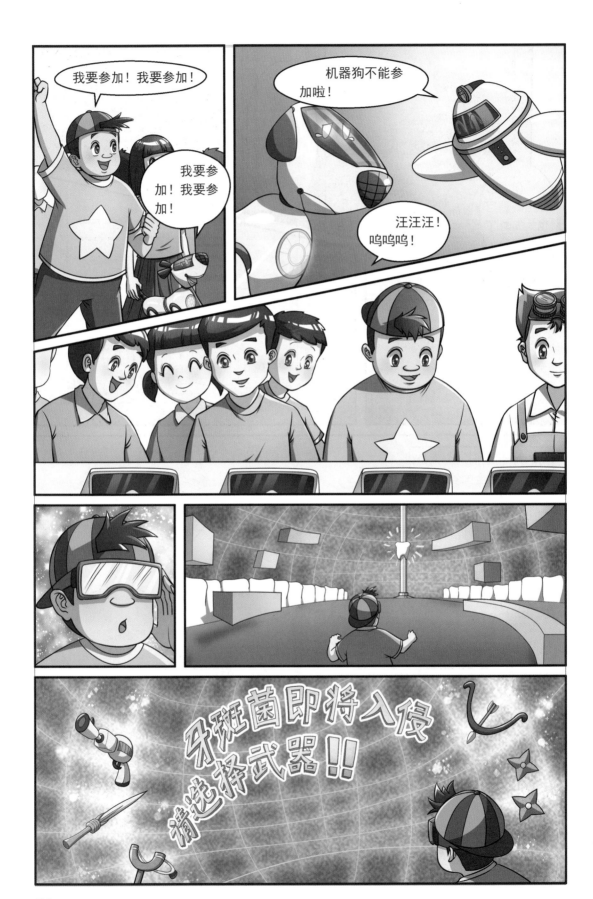

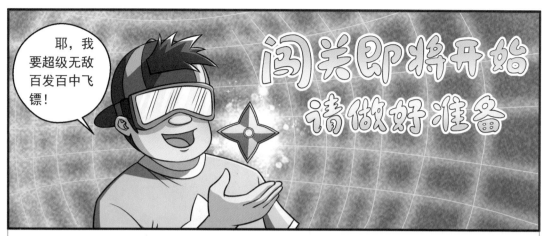

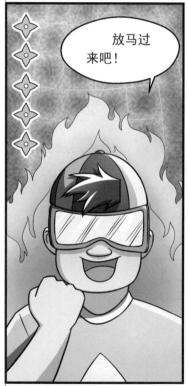

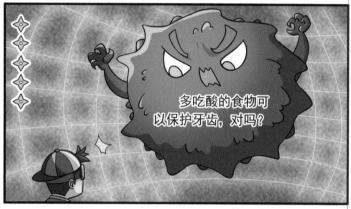

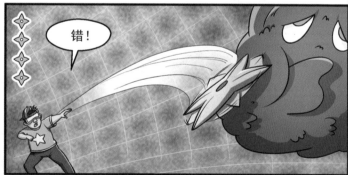

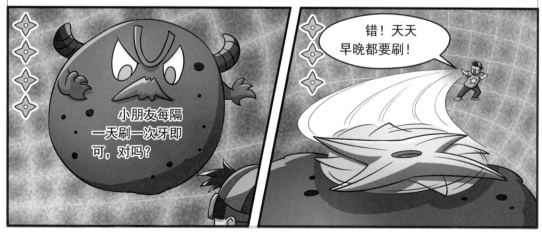

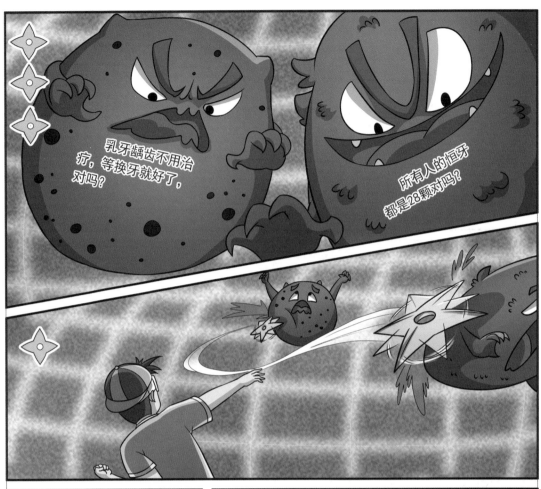

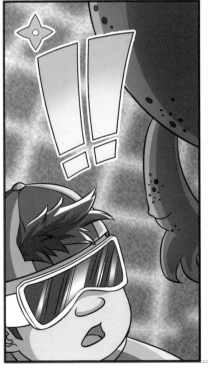

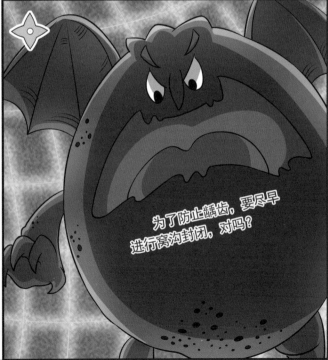

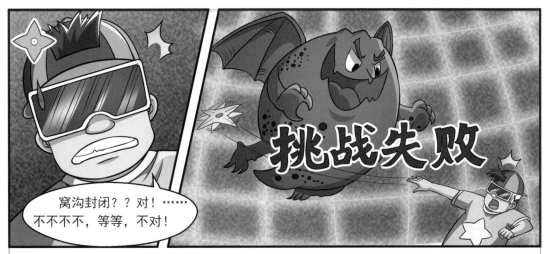

窝沟封闭？？对！……
不不不不，等等，不对！

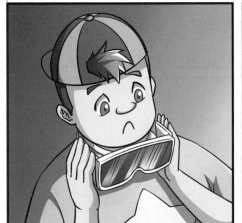

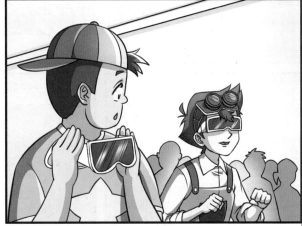

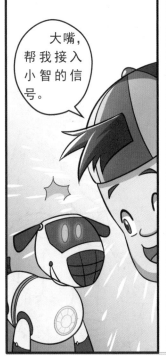

大嘴，帮我接入小智的信号。

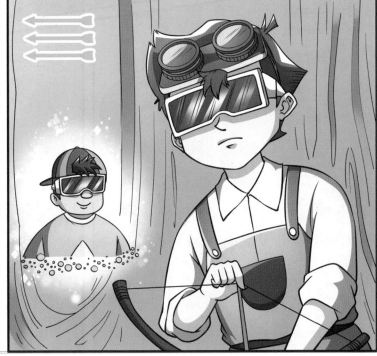

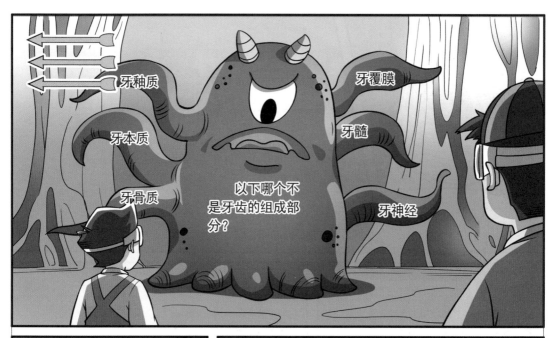

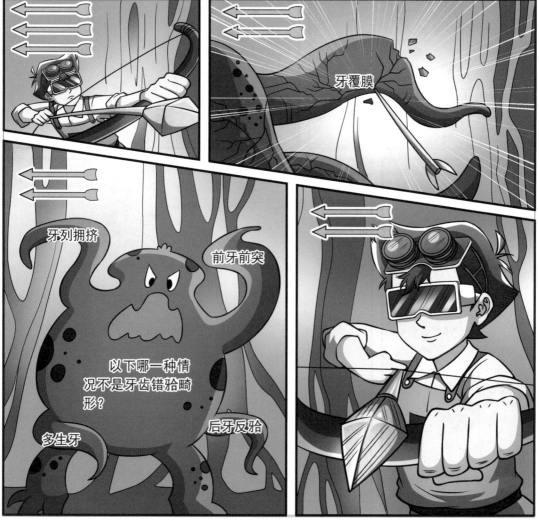

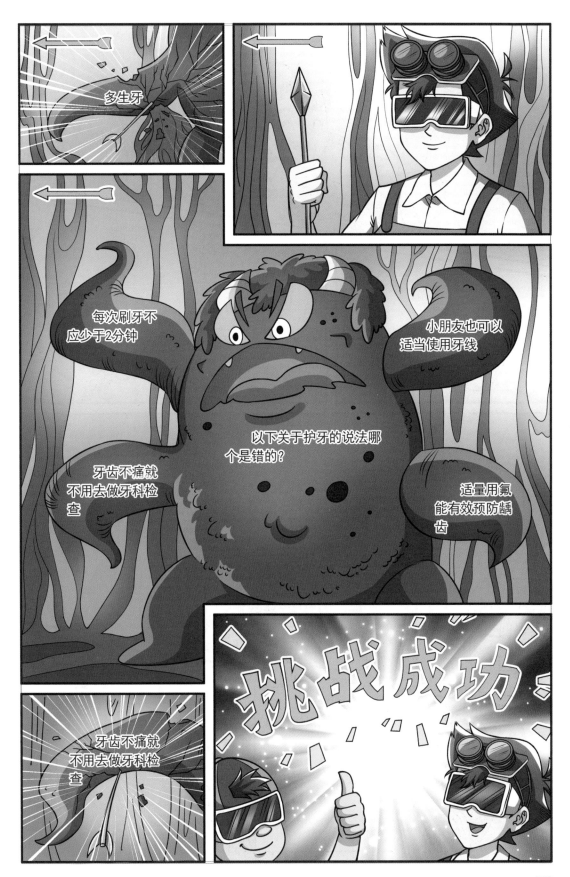

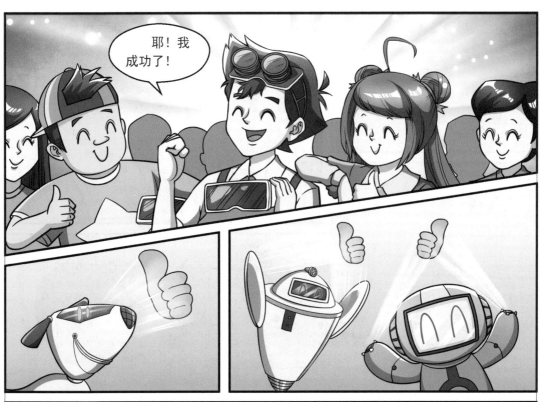

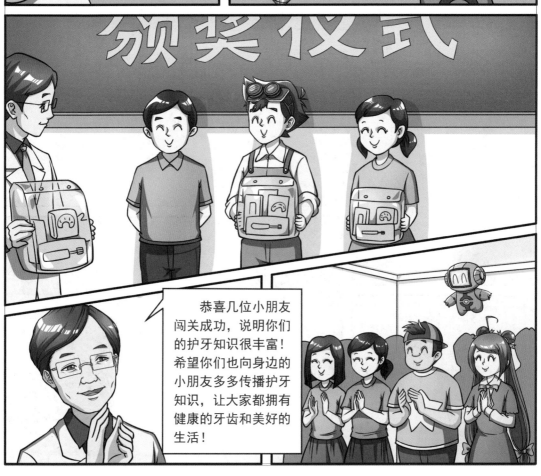

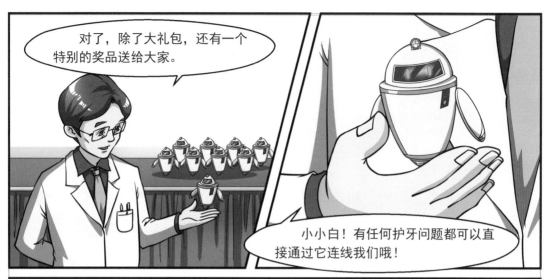

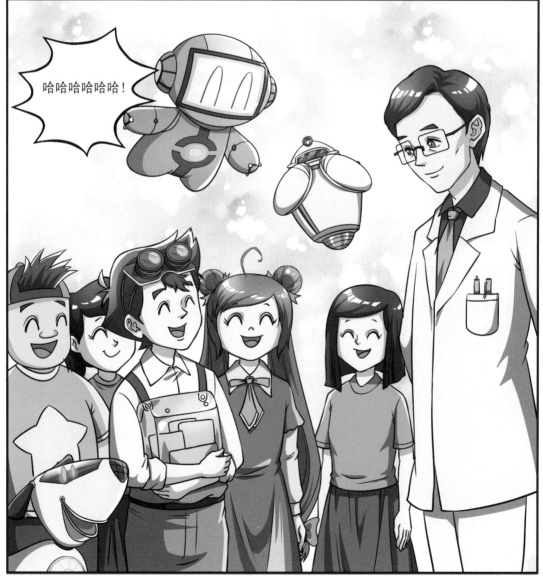

后记

亲爱的读者：

当读到这篇后记时，相信你已经跟随小智和他的伙伴们结束了一段奇妙的爱牙旅程。不知道此行是否充满欢乐，让你受益匪浅呢？

健康是生命之基。为提升青少年群体健康素养，复旦大学健康传播研究所和上海市学校卫生保健协会共同策划推出了"健康智多星"青少年健康科普系列丛书，聚焦口腔健康、眼健康、传染病防治等青少年重要健康领域，邀请沪上相关领域的权威专家作为主编和漫画主角，带领读者一起在轻松幽默的漫画故事中，了解健康知识，树立健康理念并主动践行健康生活方式。

在"健康智多星"系列主角小智和小伙伴阿虎、萱萱、智能机器人"伊宝"充满乐趣的故事中，会遇到与我们生活息息相关的各种健康问题。如果你对书中的故事还意犹未尽的话，欢迎你继续关注"健康智多星"青少年健康科普系列丛书，期待我们再次携手，一起踏上探索生命奥秘的新旅程，迈向幸福快乐的健康人生！

"健康智多星"系列编委会

2023 年 7 月

图书在版编目(CIP)数据

智胜口腔病/刘月华主编. —上海：复旦大学出版社，2023.9
("健康智多星"青少年健康科普系列丛书/钱海红,曾艺总主编)
ISBN 978-7-309-16679-8

Ⅰ.①智⋯ Ⅱ.①刘⋯ Ⅲ.①口腔疾病-防治-青少年读物 Ⅳ.①R78-49

中国版本图书馆 CIP 数据核字(2022)第 247993 号

智胜口腔病
钱海红 曾 艺 总主编
刘月华 主 编
责任编辑/夏梦雪
美术总监/汤筠冰
漫画绘制/南京酷朗文化传媒有限公司

复旦大学出版社有限公司出版发行
上海市国权路 579 号 邮编：200433
网址：fupnet@ fudanpress.com http://www.fudanpress.com
门市零售：86-21-65102580 团体订购：86-21-65104505
出版部电话：86-21-65642845
上海丽佳制版印刷有限公司

开本 787×1092 1/16 印张 7.5 字数 112 千
2023 年 9 月第 1 版
2023 年 9 月第 1 版第 1 次印刷

ISBN 978-7-309-16679-8/R·2021
定价：36.00 元